RECHERCHES

SUR LA

CONTAGION DU CHANCRE

PAR

ALFRED FOURNIER,

Interne de l'hôpital du Midi.

PARIS

CHEZ ADRIEN DELAHAYE, LIBRAIRE,

Place de l'École-de-Médecine, 23;

Et aux Bureaux du Journal L'UNION MÉDICALE

56, RUE DU FAUBOURG-MONTMARTRE.

1857

RECHERCHES

SUR

LA CONTAGION DU CHANCRE

RECHERCHES

SUR LA

CONTAGION DU CHANCRE

PAR

ALFRED FOURNIER,

Interne de l'hôpital du Midi.

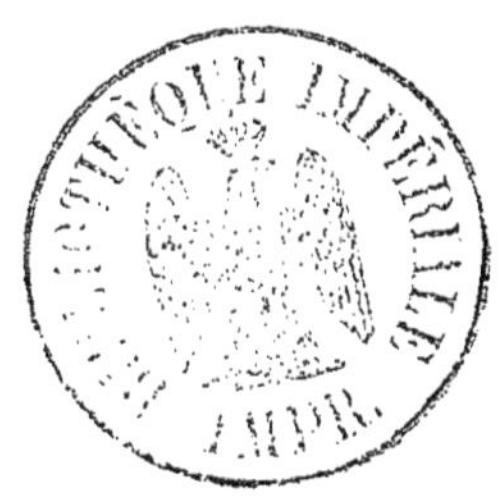

PARIS

CHEZ ADRIEN DELAHAYE, LIBRAIRE,

Place de l'École-de-Médecine, 23 ;

Et aux Bureaux du Journal L'UNION MÉDICALE

56, RUE DU FAUBOURG-MONTMARTRE.

1857

RECHERCHES

CONTAGION DU CHANCRE

PAR

ALFRED FOURNIER,

PARIS

ADRIEN DELAHAYE, LIBRAIRE

A MON MAITRE

LE

Docteur RICORD,

A. FOURNIER.

Je prie MM. PUCHE et CULLERIER de recevoir ici l'expression de ma vive gratitude pour le concours bienveillant qu'ils ont prêté à ce travail et les observations qu'ils ont bien voulu me communiquer.

RECHERCHES

SUR LA

CONTAGION DU CHANCRE.

Tout chancre donne-t-il fatalement la vérole?

L'unanimité des praticiens s'est prononcée dans le même sens sur cette question. Il est incontestable aujourd'hui que tel chancre s'accompagne d'accidents constitutionnels qui, envahissant tour à tour les différents systèmes de l'économie, témoignent d'une *infection générale* de l'organisme; que tel autre, au contraire, bornant son effet à la région sur laquelle il se développe, ou n'étendant au plus son influence qu'aux ganglions où vont aboutir les lymphatiques de la région qu'il affecte, ne constitue qu'une *lésion locale,* sans conséquences d'infection, sans manifestations ultérieures.

La discussion ne porte donc plus aujourd'hui sur le caractère fatalement infectieux du chancre, en général, mais bien sur l'interprétation des causes qui peuvent expliquer la modalité variable de cet accident suivant les sujets qui en sont affectés, sur les conditions qui provoquent dans un cas le développement de la diathèse, et dans l'autre assurent l'immunité de l'organisme contre l'infection.

S'il existe des chancres qui donnent la vérole, et d'autres qui sont impuissants à la développer, quel est le secret d'une semblable différence? — Telle est la question qui se débat en ce moment sur le terrain de la syphiliographie, question à laquelle je viens apporter ma part d'étude et de travail.

Le temps n'est pas encore loin de nous où l'on faisait de *tous* les chancres une seule et même espèce morbide, quels que fussent d'ailleurs leurs caractères cliniques, quelque influence qu'ils dussent exercer sur l'économie. Le chancre était considéré comme une *graine* unique, susceptible de pousser des germes différents, suivant les qualités du sol où elle se trouvait appelée à se développer. L'on admettait ainsi que le pus de la même ulcération, inoculé à plusieurs individus, pouvait sur l'un produire un chancre simple, non suivi d'infection générale, et sur l'autre donner naissance à un chancre de nature infectieuse, origine et prélude de la vérole. Et d'ailleurs, l'on expliquait cette différence dans l'action du virus par une sorte de *réceptivité* inégale des sujets, plus ou moins aptes à contracter la syphilis suivant leurs conditions particulières d'âge, de sexe, de tempérament, de santé, etc.

Jusqu'à ces dernières années ces idées furent acceptées sans conteste, et la doctrine de l'*unicité du virus* put jouir d'un plein crédit.

Il est bien vrai qu'en 1815, une voix s'était élevée pour protester contre cette doctrine que le grand Hunter avait si nettement et si rigoureusement formulée (1). Carmichaël avait levé l'étendard de la révolte contre les idées anciennes, en proposant d'expliquer la *diversité* des manifestations syphilitiques par la *pluralité* des causes qui pouvaient les produire. Il avait cru reconnaître, en effet, l'existence de *quatre virus* différents, répondant chacun à dés formes variées d'accidents constitutionnels (2). Mais cette doctrine de fantaisie ne pouvait soutenir l'analyse clinique ; elle fut bientôt oubliée.

L'hypothèse de Carmichaël avait depuis longtemps disparu de la scène scientifique, lorsque surgit du sein même de l'école huntérienne, sinon une doctrine semblable, du moins une idée tendant également à multiplier les sources du virus chancreux, à dédoubler en quelque sorte le germe du chancre.

Après avoir cliniquement distingué *deux espèces de chancres*,

(1) « L'expérience nous apprend que *le pus vénérien ne présente point des espèces diverses et qu'aucune différence ne peut être produite dans la manifestation de la maladie par une différence de force dans la matière purulente.* Mais *le même pus affecte très différemment des personnes différentes.* De deux hommes qui ont eu commerce avec la même femme et qui ont contracté la syphilis, l'un aura une gonorrhée intense ou des chancres, et l'autre n'aura qu'une gonorrhée légère. J'ai vu un homme communiquer la maladie à plusieurs femmes, parmi lesquelles les unes furent gravement atteintes, tandis que les autres n'eurent qu'une affection très légère. Il en est de même aussi bien pour les chancres que pour la gonorrhée. *Les symptômes différents qu'on observe chez les divers sujets dépendent de la constitution et de l'état général de l'économie au moment de l'infection,* etc... » — (Hunter, *Du virus syphilitique*, § IV.)

(2) *An essay on venereal diseases, and the uses and abuses of mercury in their treatment.* By Richard Carmichaël, 1re édit., 1815.

Suivant M. Carmichaël, l'ulcère simple primitif (*venerola vulgaris* d'Evans) est suivi de l'injection simple du pharynx et de l'*éruption papuleuse* ; — les *affections squameuses* (psoriasis ou lepra) succèdent au chancre huntérien ou induré (syphilis vraie d'Abernethy) ; — la *syphilide pustuleuse* est produite par le chancre à bords élevés, sans induration ; — enfin, le chancre phagédénique primitif amène à sa suite l'*ulcère phagédénique secondaire* de la gorge (pharynx, voile du palais, etc.) et l'*éruption tuberculeuse* (rupia) de la peau.

aussi distantes l'une de l'autre par les caractères immédiats de l'ulcération primitive que par leurs conséquences d'avenir, M. Ricord fut insensiblement conduit à douter de la parole de Hunter et de la doctrine que lui-même avait tout d'abord défendue. Il se demanda s'il était bien rationnel d'admettre que le même pus fût capable d'exercer sur divers sujets des actions aussi dissemblables, si cette diversité dans l'influence du virus pouvait n'être uniquement attribuée « qu'à la constitution variable des malades et à l'état général de l'économie au moment de l'infection (1). » Il alla même plus loin, et dans l'une de ses *Lettres sur la syphilis*, il émit cette croyance que certaines différences de la maladie pourraient bien « ne pas tenir seulement aux conditions de l'individu sur lequel la cause agit, mais bien à des *différences de causes* (2). »

Cette idée devint un trait de lumière. — Elle contenait le germe de toute une doctrine. Elle ne tarda pas à être fécondée.

Des élèves de l'école ricordienne, M. Bassereau fut le premier à entrer en lice pour attaquer de front la vieille doctrine de l'unicité, et l'on peut dire qu'il eut le mérite d'établir tout d'abord la doctrine adverse sur ses plus solides bases.

Il démontra, d'une part, que l'influence de l'âge, du sexe, de la constitution, du tempérament, de la santé antérieure, des idiosyncrasies, etc., était insuffisante à expliquer, ici, la diffusion du virus dans tout l'organisme à la suite du chancre, là au contraire, sa localisation sur le point primitivement affecté. — D'autre part, réédifiant après avoir détruit, il essaya d'établir que la véritable cause qui détermine la nature et le caractère d'un chancre *est la source même dont il dérive*, c'est-à-dire le chancre qui lui sert d'ascendant. — Enfin, demandant à l'histoire la confirmation de

(1) Hunter, *loco cit.*
(2) Lettre XXXIII.

ces idées nouvelles, il signala l'indépendance chronologique des deux variétés de l'accident primitif, en montrant que le *chancre simple* existait et avait été reconnu par les médecins longtemps avant l'apparition de la syphilis en Europe, c'est-à-dire avant le *chancre induré* (1).

De ces prémisses M. Bassereau arrivait aux conclusions suivantes :

Qu'il existe deux espèces de chancres, complétement distinctes et indépendantes l'une de l'autre ; que l'une appartient à la syphilis, dont elle constitue le symptôme initial ; que l'autre, au contraire, est complétement étrangère à la vérole.

Tel fut le premier manifeste de l'*école dualiste*, c'est-à dire de l'école qui attribue la diversité d'influence exercée sur la constitution par les deux chancres, à une différence dans la nature des virus qui les produisent.

Des différents arguments invoqués par la nouvelle doctrine contre la théorie de Hunter, le plus important sans contredit, le plus accablant pour les unicistes, était la *transmission isolée de chacun des chancres dans son espèce.* De toute évidence, en effet, s'il devenait pratiquement démontré qu'un sujet atteint de telle variété du chancre ne peut transmettre qu'un chancre analogue, de même forme et de même nature, de là ressortait la nécessité d'admettre deux espèces *indépendantes* d'ulcérations primitives, empruntant chacune ses caractères propres à un virus particulier.

Cette conséquence n'échappa ni à l'un ni à l'autre des partis

(1) Consulter sur ce sujet le très remarquable chapitre du livre de M. Bassereau sur la *Recherche des causes qui peuvent déterminer la généralisation des symptômes syphilitiques dans l'économie.* — (*Traité des affections de la peau symptomatiques de la syphilis,* ch. X, page 182 et suiv.)

opposés. Aussi, comme une position importante qui sollicite les efforts des combattants, la transmission du chancre devint ici le centre d'attaque et de défense, autour duquel se groupèrent les partisans de l'une et l'autre doctrine.

Ce fut d'abord M. Clerc, élève de l'école du Midi, qui, à l'appui d'une théorie dualiste *particulière* (1), invoqua la transmission *isolée* de chacun des chancres dans son espèce. — L'on sait que cette doctrine, à peine née, rencontra pour adversaires M. Cullerier, qui l'attaqua dans son argument capital, la *transmission du chancre* (2), et plus tard M. Ricord, qui, dans un autre sens, usa de la même arme pour la combattre (3).

A peu près à la même époque, l'école de Lyon étudiait, avec des tendances plus sincèrement dualistes, cette même question de la contagion, et confirmait, au moins sur ce point, les conclusions de M. Bassereau. — En juin 1856, l'un des élèves les plus distingués de cette école, M. Ach. Dron, résumant les travaux et les enseignements de ses maîtres (MM. Diday, Rollet et Rodet, de Lyon), soutenait une thèse devant la Faculté de Paris, sur la *dualité du virus syphilitique*, et présentait surtout à l'appui de cette doctrine les résultats fournis par la confrontation des malades (4).

(1) La théorie du chancroïde est *dualiste*, lorsqu'elle reconnaît qu'il existe deux variétés distinctes de chancres et que chacune de ces variétés se transmet comme *espèce pathologique*. Mais, au point de vue de l'origine de ces deux variétés de l'accident primitif, elle revient à la doctrine de l'*unicité*, en considérant le chancre simple comme le *dérivé* du chancre infectant. — En d'autres termes, s'il existe pour elle *deux virus*, l'un de ces virus n'est qu'une modification, qu'une atténuation de l'autre. — Pour M. Clerc, les *deux chancres sont syphilitiques* ; pour l'école franchement dualiste, le chancre simple est complétement étranger à la syphilis *comme origine et comme nature*.

(2) Société de chirurgie. — *Rapport sur un nouveau traitement rationnel du chancre. (Gaz. des hôp.*, 4 septembre 1855.)

(3) *Leçons sur le chancre*, chancre infectant, XI, p. 192.

(4) *Du double virus syphilitique*, thèse de Paris, 1856.

Enfin, ce fut encore en invoquant les données de la contagion, que M. Melchior Robert essaya, dans un récent mémoire (1), de venir en aide à la doctrine de l'unicité, chancelante sur ses bases.

Ainsi, comme on le voit par ce court résumé des derniers travaux en syphiliographie, *la question de la transmission du chancre est devenue l'argument principal sur lequel se débat la doctrine plus générale de l'unicité ou de la dualité du virus.* — A ce titre donc, elle prend aujourd'hui dans la science une importance capitale.

C'est à cette même question, la *contagion du chancre*, que seront consacrées les pages qui vont suivre.

Dirigé dans ce travail par M. Ricord, aidé par plusieurs de mes maîtres et de mes collègues qui m'ont fourni les plus utiles renseignements, pouvant de plus exploiter à la fois au profit de ces difficiles recherches les deux plus grands théâtres de la syphilis parisienne, le Midi et Saint-Lazare (2), je suis parvenu, après dix-huit mois d'un travail concentré sur cette étude spéciale, à réunir un grand nombre de *documents de contagion*, de façon à pouvoir comparer sur une large échelle les accidents présentés de part et d'autre par les sujets mutuellement infectés, et suivre, en un mot, la *filiation* des chancres dans chacune de leurs variétés. — Ce sont les résultats de cette étude que je viens exposer aujourd'hui.

(1) *Faits et considérations cliniques à l'appui de l'unicité du virus chancreux,* par le docteur Melchior Robert. (Marseille, 1857.)

(2) Je dois les plus vifs remercîments à mon collègue Em. Caby, qui, placé comme interne à l'infirmerie de Saint-Lazare, m'a prêté pour ces recherches le plus utile concours. Un grand nombre des observations contenues dans ce mémoire n'ont été recueillies que grâce à son active collaboration. Je les marquerai d'un astérisque (*).

Voici, en quelques mots, quel était l'état de cette question de la contagion lorsque j'entrepris ces recherches.

M. Bassereau avait le premier signalé, d'une façon très formelle, le rapport constant qui relie l'*accident transmis* à l'*accident d'origine*. Plusieurs observations très concluantes relatées dans son livre démontraient la transmission du chancre induré suivi de vérole sous forme d'un chancre semblable, également suivi d'accidents constitutionnels. Mais, au sujet du chancre simple, le savant auteur s'était borné à l'énoncé d'un résultat, sans produire aucun fait à l'appui de sa doctrine (1).

M. Clerc, admettant également la transmission du chancre dans son espèce, avait consigné dans un récent mémoire quelques faits de contagion relatifs à l'une et l'autre variété de l'accident primitif. Mais, comme l'a dit M. Ricord (2), le nombre d'observations citées par M. Clerc « était véritablement trop restreint pour porter une entière conviction dans l'esprit de ses lecteurs (3). » — D'ailleurs, et indépendamment de ce reproche, je montrerai plus tard, avec M. Ricord, que tout un côté de la question avait échappé à M. Clerc dans la transmission du chancre *à base molle*.

(1) Il est vrai que les observations relatives à la transmission du *chancre simple* ne pouvaient trouver place dans un traité spécialement consacré à l'étude des *affections de la peau symptomatiques de la syphilis*.

(2) *Leçons sur le chancre*, p. 177.

(3) Le mémoire de M. Clerc ne contient, en effet, que treize observations relatives à la transmission de l'une et de l'autre variété du chancre. Encore faut-il retrancher de ce nombre :

1° L'observation n° 13, ébauchée par M. Clerc, mais *complétée* par M. Cullerier dans un sens défavorable à la théorie du chancroïde ;

2° L'observation n° 4, qui ne contient absolument rien de relatif à la transmission du chancre ;

3° L'observation n° 1, dans laquelle le chancre de l'un des sujets infectés n'a pas été constaté par M. Clerc ;

4° L'observation n° 10, dans laquelle la nature du chancre est préjugée théoriquement, et *sans examen* ; etc.....

Enfin, l'École de Lyon venait de publier, par l'organe de M. Dron, les premiers résultats de ses études sur le même sujet. — Ce fut dans cette thèse où j'insérai mes premières observations.

Les conclusions communes de ces différentes recherches se résumaient, en définitive, aux deux propositions suivantes :

1° Le chancre induré transmet par contagion un chancre induré; 2° le chancre à base molle se propage sous forme d'un chancre à base molle.

Eh bien, les recherches qui me sont personnelles me permettent d'avancer aujourd'hui que ces deux propositions ne constituent pas tout le Code de la contagion. Non seulement je les regarde comme insuffisantes, mais, de plus, je crois que l'une d'elles peut être attaquée dans ce qu'elle a de trop général.

Voici, pour ma part, les résultats auxquels m'a conduit l'observation :

1° J'ai toujours vu *le chancre induré, suivi de vérole, se transmettre sur les sujets vierges sous forme d'un chancre induré, également suivi de symptômes constitutionnels* (59 observations). — Je considère comme incontestable ce premier résultat, annoncé, du reste, depuis longtemps par MM. Ricord et Bassereau, confirmé par MM. Diday, Clerc, Rodet, Rollet, Dron, etc.

2° J'ai vu de même *le chancre simple* DÉVELOPPÉ SUR LES SUJETS VIERGES, *et n'entraînant à sa suite aucun symptôme de syphilis, se transmettre sous forme d'un chancre simple, non suivi d'infection constitutionnelle* (39 observations).

3° Mais, et c'est ici que commence la divergence, les faits que j'ai observés cette année, unis à d'autres faits cités par MM. Cullerier et Melchior Robert, me permettènt de contester la transmission obligée de tout chancre à BASE MOLLE sous forme d'un chancre simple, non infectant. *Il est faux qu'un chancre de cette nature donne toujours et invariablement naissance à un chancre simple.* — Je m'explique.

Nul doute, je le répète, que le chancre simple, développé sur un sujet vierge, ne puisse que reproduire un chancre simple, non suivi des symptômes constitutionnels de la syphilis. C'est là un fait complétement établi par la clinique. Mais en est-il de même pour le chancre à base non indurée, développé sur un sujet syphilitique et reconnaissant pour origine un chancre induré ?

Un exemple rendra, je pense, cette proposition plus facilement intelligible.

Un sujet vérolé, subissant l'influence de la diathèse, contracte un nouveau chancre avec une femme affectée de chancre induré. En vertu de l'unicité de la diathèse, ce chancre reste *mou,* et conserve l'*aspect* du chancre simple. Eh bien, qu'arrivera-t-il s'il est transmis à un troisième sujet, vierge de tout accident syphilitique ? Se propagera-t-il dans l'espèce à laquelle sa *forme apparente* le rattache, c'est-à-dire comme chancre simple, ou bien conservera-t-il la propriété infectieuse de son origine ?

M. Ricord a supposé longtemps que ce chancre devait se transmettre dans la forme à laquelle, sous une influence quelconque, il avait en définitive abouti. Il croyait que le chancre développé sur un sujet vérolé, quelle qu'en fût l'origine, devait toujours transmettre un chancre simple ; — c'est là, du reste, la doctrine que M. Clerc a rajeunie et développée dans ces derniers temps.

Cette croyance cependant ne reposait que sur une hypothèse. Car la difficulté de recueillir des faits complets et concluants sur ce point de la science avait toujours retenu le jugement de notre maître. — Voyez, en effet, que de conditions réunies de semblables observations réclament. C'est : 1° un sujet préalablement contaminé, qui doit se trouver exposé à une nouvelle contagion ; 2° il faut que la source de cette seconde contagion soit un chancre induré ; 3° il faut enfin que le deuxième sujet auquel le chancre est transmis soit vierge de toute infection antérieure. — Jugez si l'on a souvent l'occasion de rencontrer à la fois tous ces éléments réunis, surtout dans des conditions qui permettent de suivre *à coup sûr* la filiation de l'accident.

Mais à défaut d'observations de ce genre, presque impossibles à découvrir, il est une question moins complexe qu'on peut faire servir à la solution du problème actuel. C'est la suivante : Un sujet vérolé porteur d'un nouveau chancre peut-il transmettre la *vérole* à un sujet sain ? Ce nouveau chancre, ce chancroïde, comme l'a appelé le docteur Clerc, peut-il devenir l'origine d'un chancre induré ?

Eh bien, des observations récentes citées par MM. Cullerier et Robert, quatre faits que j'ai recueillis et qui ont été agréés de M. Ricord, établissent d'une façon incontestable, que *le chancre à base molle développé* SUR UN SUJET PRÉALABLEMENT VÉROLÉ *peut quelquefois transmettre à un sujet sain un chancre qui s'indure et qui devient l'origine d'une syphilis constitutionnelle.* (Obs. 40*, 41*, 42*, 43*.)

C'est là, je pense, un nouveau point de doctrine qu'il faut ajouter à l'histoire de la contagion. — Je serais heureux d'avoir contribué, dans les limites de mes forces, à le mettre en lumière.

Resterait maintenant à vider cette question, sur laquelle je n'ai pu recueillir de documents, en raison de l'extrême complexité des éléments qui la composent :

Le chancre mou d'un sujet vérolé, qui est susceptible de transmettre la vérole à un sujet sain, reconnaît-il nécessairement pour origine un *chancre induré ?* Ou bien existerait-il quelque condition spéciale, encore inconnue, qui rendrait au chancre mou, développé dans ces conditions, *et quelle qu'en fût l'origine,* le caractère infectieux qui n'appartient qu'au chancre induré ?

« Cette dernière hypothèse, a dit M. Ricord (1), me paraît peu probable, et je répugne à l'admettre ; car, d'une part, elle est contraire aux lois de transmission étudiées dans ces derniers temps ; d'autre part, il existe déjà un certain nombre d'observations qui tendent à démontrer que le chancre mou d'un sujet syphilitique peut également se transmettre dans son *espèce,* c'est-à-dire comme chancre simple (2).

» Je croirais plutôt que le chancre simple des sujets préalablement vérolés devient ou non infectieux d'*après son origine.* Émané d'une source indurée, il en conserve le caractère infectant; issu d'une source molle, il ne transmet qu'un chancre simple. »

4º L'inoculation avait appris que l'insertion du pus de chancre induré sur les sujets syphilitiques développe une ulcération à base molle, analogue au chancre simple, *du moins pour les caractères extérieurs.* Mais à ce résultat, fourni par la lancette, aucun fait de contagion n'avait servi de contre-épreuve. J'ai eu la main assez heureuse pour recueillir, avec le concours de mon collègue Caby (de Saint-Lazare), deux observations dans lesquelles des chancres indurés furent transmis à des sujets préalablement syphilitiques sous cette *forme molle du chancre infectant.*

5º Je n'ai eu l'occasion qu'une seule fois de remonter à l'ori-

---

(1) *Leçons sur le chancre,* p. 203.

(2) J'ai cité une série de faits démontrant que des sujets syphilitiques contractant un nouveau chancre peuvent transmettre un chancre simple, non suivi d'infection. Voir les observations 35, 36, 37, 38 et 39.

gine d'un chancre phagédénique. Le chancre qui lui servait d'ascendant était très petit, resta très limité, ne présenta jamais aucune tendance au phagédénisme. — (Obs. 104.)

En résumé, l'on disait autrefois :

Un chancre devient ou non induré, infecte ou n'infecte pas, suivant certaines conditions particulières au sujet qui le porte.

Aujourd'hui, au contraire, l'on peut dire contre cette doctrine :

Tel chancre infecte, tel autre n'infecte pas, parce que l'un est le produit d'un chancre infectant, et l'autre d'un chancre simple.

En d'autres termes, la NATURE D'UN CHANCRE EST SUBORDONNÉE A LA NATURE DU CHANCRE QUI LUI SERT D'ASCENDANT.

Que l'on ne se méprenne pas sur l'importance de cette question. Elle contient plus qu'une simple notion doctrinale. Indépendamment de l'intérêt philosophique qui s'y rattache, elle me semble destinée à fournir au praticien les plus utiles indications, comme au médecin légiste une nouvelle lumière.

L'on sait quelles difficultés présente le diagnostic d'un chancre en général. Mais alors même que le caractère *spécifique* de l'ulcération est reconnu, la question diagnostique est loin d'être épuisée. Reste la détermination de la *variété* qui n'est pas moins importante à connaître. S'agit-il d'un chancre infectant, s'agit-il d'un chancre simple ? Souvent, trop souvent, ce problème reste insoluble pour le médecin le plus instruit, pour le spécialiste le plus expérimenté. Eh bien, dans ces cas difficiles et complexes, où les éléments ordinaires du diagnostic font simultanément défaut, je ne crains pas de dire qu'un nouveau secours est offert par la *confrontation* des malades. — Vous ignorez si tel chancre est ou non induré, doit ou non donner la vérole : remontez à la source de la contagion. L'accident *originel* vous montre la nature de l'accident *transmis*, et le diagnostic du chancre douteux se fait par le chancre qui lui sert d'ascendant (1).

L'on comprend quelle importance prend à ce point de vue essentiellement *pratique* la doctrine de la transmission du chancre dans son espèce.

(1) Un ami vint, il y a quelques mois, me demander mon avis sur une ulcération qu'il portait à la verge depuis plusieurs semaines et dont le diagnostic avait paru douteux à l'un des praticiens les plus exercés de la capitale.

Cette ulcération présentait bien les caractères d'un chancre, et ce n'était pas sur ce point que portait la difficulté du diagnostic. Mais de quelle nature était ce chancre ? — Plusieurs cautérisations successives avaient amené une inflammation assez violente, avec tuméfaction et empâtement œdémateux des parties, en sorte que la base du chancre ne pouvait être suffisamment explorée. — Dans l'une des aines, se trouvaient deux ganglions peu développés, indolents, assez durs, et qui auraient pu décider le diagnostic en faveur d'un chancre induré, si le malade n'avait positivement affirmé qu'il portait ces glandes depuis fort longtemps *dans le même état et avec le même volume.*

Dans ces conditions, le diagnostic était évidemment impossible. Il fallait attendre. — Pressé néanmoins par le malade de lui donner une assurance définitive sur la nature du chancre, j'eus recours aux indications que pouvait me fournir une confrontation, et je demandai, en conséquence, à visiter la femme qui avait transmis l'accident.

Cette dame me fut amenée. Je constatai sur elle : une cicatrice de chancre à la vulve, reposant sur des tissus fortement indurés ; une adénopathie inguinale spécifique à ganglions multiples, durs et indolents ; — et enfin une *roséole* bien caractérisée.

Dès lors, mon diagnostic fut établi. J'annonçai au jeune homme que le chancre dont il était affecté était un *chancre infectant,* lequel serait *probablement* suivi de manifestations constitutionnelles, en raison du défaut de traitement au début de l'infection. — Je lui conseillai de plus de se soumettre immédiatement à la médication mercurielle.

Quelques semaines s'étaient à peine écoulées qu'une roséole spécifique confirmait mon diagnostic et mes prévisions.

Dans le cas actuel, le diagnostic présentait d'autant plus d'importance, que le jeune homme dont j'ai relaté l'observation devait contracter une très prochaine alliance. Il ne consentit à différer son mariage que d'après l'assurance que je lui donnai d'une infection constitutionnelle. — La roséole n'apparut que quelques jours après l'époque où le mariage aurait dû être conclu !

Et de même pour les conséquences médico-légales dont je parlais précédemment. — Tel sujet est soupçonné, je suppose, d'avoir transmis à une jeune fille, à un jeune enfant (1) une affection spécifique, un chancre. Le rapport des accidents entre l'accusé et la victime va constituer une charge de plus contre le coupable et devenir une lumière nouvelle pour la justice, qui ne saurait jamais accumuler trop de preuves avant de porter son arrêt. — Tel autre se trouve sous le poids d'une accusation semblable et toutes les circonstances parlent contre lui; mais il existe une discordance complète entre les symptômes présentés de part et d'autre : ce seul fait devient une exonération absolue pour l'inculpé.

Ces quelques mots suffiront, je pense, à montrer quelle est la portée, quelles sont les conséquences de la nouvelle doctrine.

Je serais heureux si les considérations précédentes pouvaient attirer l'attention sur mes propres recherches, et si les difficultés mêmes de ce travail me conciliaient la bienveillance de mes lecteurs.

RÉSUMÉ.

Les faits que nous avons observés nous ont conduit à formuler les propositions suivantes :

1º LE CHANCRE SIMPLE DES SUJETS VIERGES SE TRANSMET TOUJOURS DANS SA FORME, C'EST-A-DIRE EN TANT QUE CHANCRE SIMPLE.

2º LE CHANCRE INFECTANT SE TRANSMET ÉGALEMENT DANS SON

(1) Le cas s'est déjà présenté où la doctrine de la transmission du chancre dans son espèce a pu éclairer l'action de la justice. (V. comme exemple, l'observation publiée par M. Clerc dans son mémoire *sur le chancroïde*, septième fait, p. 11.)

ESPÈCE SUR LES SUJETS VIERGES, C'EST-A-DIRE COMME CHANCRE INFECTANT.

3º LE CHANCRE INDURÉ SE TRANSMET AUX SUJETS PRÉALABLE-MENT SYPHILITIQUES SOUS FORME D'UN CHANCRE A BASE MOLLE, ANALOGUE D'ASPECT AU CHANCRE SIMPLE.

4º LE CHANCRE A BASE MOLLE DES SUJETS SYPHILITIQUES SE TRANSMET SOIT COMME CHANCRE SIMPLE, SOIT COMME CHANCRE INDURÉ. — Il semble probable, de plus, que la forme sous laquelle il se transmet dépend *de la nature même de son origine,* c'est-à-dire du chancre qui lui sert d'ascendant. Issu d'une source molle, il ne transmet qu'un chancre simple, non infectant ; émané d'un chancre induré, il en conserve le caractère infectieux et reproduit sur un terrain vierge un chancre induré, suivi des accidents con-stitutionnels. — Dans tous les cas et contrairement à la doctrine de M. Clerc, IL EST CERTAIN QU'UN SUJET PRÉALABLEMENT VÉROLÉ, CONTRACTANT UN NOUVEAU CHANCRE, PEUT ENCORE TRANSMETTRE LA VÉROLE.

5º LE CHANCRE PHAGÉDÉNIQUE PEUT NAITRE D'UN CHANCRE COM-PLÉTEMENT DÉPOURVU DU GÉNIE PHAGÉDÉNIQUE. — Le phagédé-nisme ne constitue pas une variété du chancre ; c'en est un acci-dent, une complication, et rien de plus. A ce titre, la déviation que subit un chancre qui prend le caractère phagédénique, dépend moins de l'espèce et de la forme du chancre qui lui sert d'ascen-dant que de la nature du sol où il est appelé à se développer, c'est-à-dire des conditions *particulières* au sujet qui subit la con-tagion.

OBSERVATIONS.

Deux ordres de faits peuvent concourir à la solution du problème que nous étudions actuellement :

1º Les faits d'inoculation artificielle ;

2º Les faits de contagion.

Nous les interrogerons successivement.

I

RÉSULTATS FOURNIS PAR L'INOCULATION ARTIFICIELLE.

Il est bien rare que l'on puisse étudier, la lancette en main, la transmission du chancre sur des sujets *sains* et vierges de toute contagion. Peu de sujets portent le zèle scientifique jusqu'à ris-.quer les chances d'une inoculation, et il rentre plutôt, je pense, dans le devoir du médecin de proscrire que d'encourager de semblables expériences.

J'ai eu l'occasion, néanmoins, cette année, pendant mon internat au Midi, de pratiquer *publiquement* deux inoculations sur un jeune médecin, qui se soumettait à cette dangereuse expérimentation dans le but le plus louable.

Je ne consentis, malgré toutes les prières de mon collègue, qu'à lui inoculer du pus de *chancres simples*, et de chancres simples *développés sur des sujets vierges d'infection antérieure, prove-*

nant, de plus, d'une source bien déterminée, bien connue, c'est-à-dire transmis eux-mêmes par des chancres simples.

Or, voici ce que nous observâmes :

Obs. 1 et 2. — Le pus qui servit à la première inoculation (17 septembre) fut recueilli sur un sujet porteur de trois chancres simples. — Ce malade tenait la contagion d'une femme sur laquelle on avait constaté l'existence d'un chancre simple. — Cette même femme, de plus, avait communiqué des chancres de même nature à un second malade. (V. Obs. 7.)

L'inoculation artificielle, pratiquée sur le bras gauche, au sommet du triangle formé par le deltoïde, donna naissance à un chancre simple.

Le pus de la seconde inoculation (18 septembre) fut emprunté à un malade porteur d'un chancre simple du frein. — La femme de qui le malade tenait la contagion présentait un chancre simple de la grande lèvre et un *bubon aigu* qui ne tarda pas à suppurer. — Elle avait également transmis la contagion à un second individu, qui fut traité dans nos salles pour des chancres simples, compliqués d'un double bubon inguinal suppuré. — (V. Obs. 8.)

Cette seconde inoculation (bras droit) fournit, comme la première, un chancre simple.

Les deux chancres d'inoculation ne furent détruits que lorsqu'ils eurent acquis une certaine étendue. — Sur l'un d'eux, une première cautérisation échoua ; le chancre se développa avec une étonnante rapidité ; abandonné à lui-même, il prit un grand développement et persista *plusieurs* mois.

Aucun traitement ne fut suivi. — J'ai revu à plusieurs reprises notre hardi collègue, jusqu'en juillet 1857, et je puis affirmer qu'aucun accident de syphilis ne se manifesta sur lui.

II

RÉSULTATS FOURNIS PAR LA CONTAGION.

La question de la contagion prête à deux variétés de recherches. L'on peut, en effet, un chancre étant donné, soit le comparer à l'ulcération qui lui sert d'ascendant, soit le rapprocher d'un autre chancre issu de la même source. Dans le premier cas, on remonte simplement à l'origine de la contagion, ou comme le dit M. Ricord, l'on « réunit les couples; » dans le second, l'on étudie le développement d'une même graine sur des terrains différents.

J'ai pris la question sous ces deux faces, j'ai suivi la contagion sur cette double voie.

Prévenu par mes maîtres, et d'ailleurs instruit par moi-même dès mes premières recherches, des *causes d'erreur* multiples qu'offrait cette sorte d'enquête sur la *généalogie du chancre,* je crois m'être tenu en garde contre elles dans tous les cas qui se trouvent relatés ici. Je n'ai pas besoin de dire que de toutes les observations qui se sont présentées à moi, je n'ai accepté que celles où l'origine de l'infection n'était point douteuse, rejetant toutes les autres, en très grand nombre, où la discordance des dates et des renseignements fournis par les malades, la multiplicité des rapports sexuels au moment de l'infection, etc., pouvaient laisser la moindre incertitude sur la filiation réelle des accidents de contagion (1).

(1) J'ai tenu, tant en raison de la gravité du problème actuel que des controverses auxquelles a donné lieu cette question, j'ai tenu, dis-je, à *citer des faits* au lieu d'énoncer des résultats. J'ai voulu mettre à côté de chaque proposition ses preuves cliniques. Quelque reproche que pût m'attirer la monotonie d'une longue série d'observations, presque toutes semblables entre elles dans chacun des groupes où je les ai classées, j'ai considéré comme préférable à une affirmation dogmatique un simple exposé des faits que j'ai recueillis et que chacun pourra discuter, contrôler en détail, interpréter enfin dans un sens analogue ou contraire à mes appréciations personnelles.

PREMIER GROUPE.

TRANSMISSION DU CHANCRE SIMPLE DANS SA FORME, DE SUJET VIERGE A SUJET VIERGE.

I

OBS. 3*. — TRIPLE CONTAGION DE CHANCRES SIMPLES.

Trois malades du Midi tenaient leurs chancres de la même femme. Voici les symptômes qui furent constatés sur chacun d'eux et sur la femme qui leur avait transmis la contagion :

D..., 18 ans. — Lymphatique. — Aucun antécédent vénérien (1).

Rapports, dans les derniers jours d'août, avec la fille Hortense. — (Coït antérieur remontant à six semaines; pas de coït consécutif.) — Chancres développés à quelques jours d'intervalle. — Pas de traitement.

État actuel, 27 septembre : Cinq CHANCRES SIMPLES types de la rainure et du prépuce. — *Adénite* inguinale gauche, aiguë.

Pansement au vin aromatique. — Cataplasmes.

Inoculation positive avec le pus de l'un des chancres du prépuce.

Résolution de l'adénite. — Cicatrisation des chancres en quatre semaines.

Revu à plusieurs reprises jusqu'en avril 1857. — Aucun accident de syphilis.

S..., 24 ans, sujet robuste et sanguin.

Antécédents : Chancres en 1853; pas de traitement mercuriel; nul accident consécutif. — Blennorrhagie en 1854.

---

(1) J'ai signalé avec grand soin, dans toutes les observations relatées ici, l'*âge*, le *tempérament*, la *constitution*, les *antécédents vénériens* des malades, etc... L'on sait, en effet, que toutes ces conditions ont été invoquées pour expliquer la diversité des manifestations morbides consécutives au chancre suivant les sujets. — J'ai noté de même, de la façon la plus expresse, l'époque du coït infectant et celle du *coït antérieur*. — Enfin, j'ai mentionné, dans un grand nombre de cas, le laps de temps pendant lequel j'ai pu suivre les malades dont j'ai reproduit l'histoire.

Ces détails montreront, je l'espère, la rigueur minutieuse qui a présidé à l'observation des faits consignés dans ce mémoire. — J'ai retranché en revanche de l'exposition suivante toutes les particularités qui n'étaient pas absolument relatives à mon sujet principal.

Rapport avec la fille Hortense dans le courant de septembre. — (Coït antérieur remontant à sept semaines ; pas de coït consécutif.)

Chancres reconnus huit à dix jours après le dernier coït, — Cautérisation.

État actuel, 18 septembre : Trois CHANCRES SIMPLES du prépuce, à base œdémato-phlegmoneuse.

Aucun retentissement ganglionnaire. — Traitement simple.

Inoculation positive avec le pus de l'un des chancres.

Sorti le 19 octobre, les chancres étant cicatrisés.—Suivi jusqu'en avril 1857. — Aucun accident de syphilis.

B..., 20 ans, lymphatique. — Aucun antécédent vénérien.

Rapport avec la fille Hortense dans les derniers jours de septembre. (Coït antérieur remontant à sept mois environ ; pas de coït consécutif.)

Chancres reconnus vers la fin de septembre. — Pansement au cérat.

État actuel, 5 octobre : Quatre CHANCRES SIMPLES du prépuce et de la rainure. Aucun retentissement ganglionnaire.

Inoculation positive avec le pus de l'un des chancres.

Pansement au vin aromatique ; guérison en trois semaines.

Suivi jusqu'en janvier 1857. — Aucun accident de syphilis.

R... (Hortense), 24 ans. — Constitution robuste.

Première affection vénérienne.

État actuel, 7 octobre (Saint-Lazare) : Trois CHANCRES SIMPLES types, occupant ensemble presque toute l'entrée du vagin. — Aucun autre symptôme.

Cautérisation ; lotions chlorurées.

Sortie de Saint-Lazare le 25 octobre. — Revue à deux reprises à Saint-Lazare jusqu'en avril pour de nouveaux chancres simples. Aucun accident de syphilis.

—

OBS. 4*. — TRIPLE CONTAGION DE CHANCRES SIMPLES.

C..., fille publique, entre à Saint-Lazare le 1er août (service de M. Delamorlière). — Constitution très robuste ; 25 ans ; négresse.

Première affection vénérienne.

État actuel : Large *chancre de l'anus, à base molle*, occupant en grande partie une tumeur hémorrhoïdale, et s'étendant un peu sur la ligne médiane du périnée.— Vulve saine. Vagin et col de l'utérus sains. — Ganglions des aines normaux.

Cette femme fait remonter à plus de trois mois le début de cette affection. Comme elle n'éprouvait que peu de douleurs, elle n'a fait aucun traitement.

Ligature du bourrelet hémorrhoïdal. Cautérisation profonde de la partie de l'ulcération qui déborde la tumeur.

Le 3, la tumeur est tombée, laissant une large ulcération que l'on cautérise au nitrate d'argent.

Cette plaie dans les jours suivants, revêt l'aspect chancreux. Cautérisations répétées. Pansements à la pommade de calomel.

Le 15, le chancre est en voie de réparation.

Le 21, cicatrisation complète. Sortie le 1er septembre. — Aucun accident ultérieur de syphilis.

Cette femme eut des rapports dans le courant de la première semaine de mai avec trois individus, qui arrivèrent au Midi presque simultanément. Voici ce que nous avons constaté sur chacun d'eux.

I. R....., âgé de 18 ans. Constitution robuste.

Blennorrhagie il y a cinq mois, guérie en six semaines.

Coït avec la fille C..., datant du 1er mai. (Coït antérieur remontant à quatre mois. Pas de coït consécutif.)

Chancres reconnus à la date du 6 mai. Pas de traitement.

État actuel, 16 mai : *Chancre mou,* de forme ecthymateuse, siégeant sur la face cutanée du prépuce, à gauche.

Adénite aiguë de l'aine gauche,

Cautérisation. 15 sangsues sur l'aine.

3 juin. Ouverture du bubon. — Chancre ganglionnaire. — Cautérisation à la pâte carbo-sulfurique.

20 juin. Chute de l'escarre, laissant à nu une plaie simple, sans spécificité. — Les chancres sont cicatrisés.

1er juillet. Guérison.

(Revu à plusieurs reprises jusqu'en décembre. Aucun symptôme de syphilis.)

II. C..., âgé de 32 ans. Tempérament sanguin exagéré. Pléthore.

Chancres en 1850, traités au Midi, par M. Puche, pour des chancres simples. Pas de médication mercurielle. Aucun accident consécutif.

Blennorrhagie avec épididymite, dans le courant de la même année.

Rapports avec la fille C... dans les premiers jours de mai (Coït antérieur remontant à quatre mois et demi. Pas de coït consécutif.)

Chancre reconnu par le malade vers le 10 mai. Pour traitement, quelques lotions d'eau blanche.

État actuel, 20 mai : *Chancre simple,* à base molle, siégeant sur la lèvre gauche du méat urinaire et se prolongeant sur la commissure inférieure.

Adénite aiguë de l'aine gauche.

Traitement : Cautérisation. 15 sangsues sur l'aine gauche.

1er juin. Ouverture du bubon.

5. Cicatrisation du chancre.

Le 17, guérison.

Revu à plusieurs reprises jusqu'en novembre. Nul accident de syphilis.

III. R..., 25 ans. Constitution moyenne. Tempérament lymphatique.

Deux blennorrhagies antérieures, la dernière en 1854. Nul accident consécutif.

Rapports le 2 mai avec la fille C.... (Coït antérieur remontant à vingt-cinq jours. — Pas de coït consécutif.)

Chancre reconnu dès le 4 mai et traité à l'aide d'une pommade opiacée. — Bubon datant des derniers jours du même mois.

M. Puche constate, le 7 juin, l'existence d'un *chancre simple,* siégeant sur la rainure du prépuce, et d'une *adénite aiguë* de l'aine droite, en voie de suppuration.

Traitement : lotions chlorurées pour le chancre ; coton cardé ; ponctions multiples sur le bubon ; cataplasmes ; 2 pilules de Vallet.

Le 17, cicatrisation du chancre.

Guérison du bubon dans les derniers jours de juin. — Nul accident constitutionnel.

OBS. 5*. — DOUBLE CONTAGION DE CHANCRES SIMPLES.

J..., fille publique, âgée de 18 ans. Tempérament lymphatique. Constitution moyenne. — Entrée à St-Lazare le 17 septembre (service de M. Delamorlière).

Cette fille a été affectée, il y a un an, d'une métrite granuleuse, pour laquelle elle a été retenue six semaines à St-Lazare.

Depuis cette époque, aucun accident vénérien.

État actuel, 17 septembre : *Chancre simple,* à base parfaitement molle, à fond déchiqueté, vermoulu ; siégeant sur les replis de l'entrée du vagin. Ulcération superficielle de la lèvre postérieure du col utérin, sans caractère bien appréciable. — Traitement : cautérisation ; injections d'alun.

30 septembre. Apparition d'un nouveau chancre simple au périnée (inoculation accidentelle). Cautérisation.

6 octobre. Les chancres sont en voie de réparation. Base très souple, absolument exempte de toute induration.

13 octobre. Guérison. Sortie le 25.

Revue en décembre : aucun accident constitutionnel.

II. C... (Jules), âgé de 19 ans. Tempérament lymphatique ; constitution chétive. Entré au Midi le 7 octobre.

Une blennorrhagie en 1854, guérie par l'emploi du copahu. Depuis cette époque, aucun accident vénérien.

C.,. vivait avec la fille J... depuis deux mois, sans avoir de rapports avec d'autre femme, lorsque, à la date du 16 septembre, il reconnut l'existence de plusieurs petits *boutons* sur le prépuce. A ces boutons succédèrent bientôt des ulcérations qui s'élargirent.

Le 7 octobre, nous constatons l'état suivant :

Trois chancres simples, à base molle siégeant sur la face muqueuse du prépuce. Aucun retentissement ganglionnaire. Nul autre symptôme.

Traitement : Lotions émollientes. Charpie sèche.

Une inoculation, faite sur le bras avec le pus de l'un des chancres, produit un *chancre simple,* à base également molle. Cautérisation.

Le 10 septembre, deux nouvelles ulcérations très petites et à base molle se sont déclarées au pourtour des chancres, sur le prépuce. (Inoculations de voisinage.) Développement analogue d'un chancre très petit sur le fourreau de la verge. Cautérisation.

Le 13, les chancres sont en voie de réparation.

Le 24, le malade nous montre une large ulcération siégeant sur l'*index,* d'aspect chancreux. Il nous apprend qu'il s'est fait une coupure à ce doigt dans ces derniers jours, et qu'il a continué à panser ses chancres sans protéger la coupure. La base de l'ulcération ne présente aucune dureté (1). Pas de retentissement ganglionnaire. — Pansement au vin aromatique.

2 novembre. Le chancre digital est en voie de réparation.

14 novembre. Les chancres sont cicatrisés. Le malade quitte l'hôpital.

Revu en janvier et en mars 1857. Aucun accident constitutionnel.

III. L..., âgé de 19 ans. Tempérament sanguin ; constitution très robuste.

Premier accident vénérien.

Dernier coït du 15 septembre, avec la fille J... (Coït antérieur datant de trois semaines au moins.)

Chancre reconnu par le malade le 18 septembre. Traitement à l'aide de diverses pommades.

____

(1) Ici donc aucune influence de *siége.* Le chancre de l'index et celui du bras restent les analogues des chancres de la verge.

Le 3 octobre, nous constatons un *chancre simple* à base molle, siégeant sur la face interne du prépuce (chancre mou type). Nul retentissement ganglionnaire.

Cautérisation à la pâte carbo-sulfurique. Guérison très rapide. — Nul accident consécutif.

—

Obs. 6. — Double contagion de chancres simples.

I. C... (Paul), âgé de 28 ans. Constitution robuste. Aucun antécédent vénérien.

Cet homme vivait avec la fille Fr.... depuis six semaines, sans avoir de rapports avec aucune autre femme, lorsque, à la date du 16 janvier, il reconnut l'existence de plusieurs petites ulcérations siégeant sur le prépuce et la racine du gland. Il vint aussitôt à la consultation du Midi, où nous pûmes constater *quatre chancres simples,* à base parfaitement molle, et sans aucun retentissement ganglionnaire.

Traitement prescrit : trois pansements chaque jour, avec charpie imbibée de vin aromatique.

Le malade ne suivit cette prescription que très irrégulièrement. Il éprouva beaucoup de fatigue. Vers la fin de février, les chancres persistaient encore. Enfin, il se manifesta, dans les premiers jours de mars, un *bubon aigu* de l'aine gauche, lequel força le malade d'entrer au Midi (service de M. Ricord).

Les chancres se cicatrisèrent à l'hôpital dans l'espace de quelque jours. — Le bubon fut ouvert le 21 mars. Un décollement de la peau, assez considérable, retint le malade plusieurs mois dans nos salles.

Aucun traitement interne ne fut prescrit. Je revis C... à plusieurs reprises jusque dans le courant de septembre : il ne présenta aucun symptôme de syphilis.

II. En janvier 1856, entrait au même hôpital (service de M. Puche), le nommé P... (Jacques), âgé de 34 ans, d'un tempérament lymphatique, d'une constitution affaiblie.

P... avait eu des rapports avec la même fille Fr.... dans la première semaine de janvier. (Coït antérieur remontant à sept semaines. — Pas de coït consécutif.)

M. Puche diagnostiqua sur ce malade, à la date du 19 janvier, l'existence de trois *chancres simples,* à base molle, siégeant sur le prépuce d'un *bubon aigu,* suppuré ; d'une blennorrhagie.

Pansement des chancres à la glycérine. — Cubèbe. — Guérison sans accident.

III. Enfin, le 24 janvier, la fille C... entrait à Saint-Lazare. (25 ans, tempérament sanguin. Premier accident vénérien.)

Je constatai sur elle à cette époque : un *chancre simple,* à base molle, de la grande lèvre gauche ; un chancre semblable de l'anus ; un *bubon aigu* de l'aine gauche ; une vaginite intense.

Dans les jours suivants, suppuration du bubon. — Aucun accident consécutif.

Obs. 7*. — Double contagion de chancres simples.

B..., 28 ans. — Constitution robuste. — Tempérament sanguin. Aucun antécédent vénérien.

Rapport avec la fille Léontine, dans les derniers jours d'août. — (Coït antérieur remontant à deux mois ; pas de coït consécutif.)

Chancres reconnus dès les premiers jours de septembre. Pansement à l'onguent napolitain.

État actuel, 16 septembre : Trois chancres simples, à base molle, siégeant sur le prépuce (1). — Aucun retentissement ganglionnaire.

Inoculation positive avec le pus de l'un des chancres.

Pansement au vin aromatique. — Guérison rapide.

Suivi jusqu'en décembre : aucun accident de syphilis.

P..., 29 ans. — Sujet robuste, pléthorique. Antécédents : Blennorrhagie en 1855.

Rapports avec la fille Léontine dans les premiers jours de septembre. — (Coït antérieur remontant à quatre semaines.) — Chancres reconnus dès le surlendemain du dernier coït. — Cautérisation.

État actuel, 20 septembre : Chancres simples multiples, à base molle, siégeant sur la rainure et la face muqueuse du prépuce. Aucun retentissement ganglionnaire.

Inoculation positive avec le pus de l'un des chancres.

Cautérisation. — Guérison très rapide.

Suivi jusqu'en décembre. Aucun accident de syphilis.

Léontine, 19 ans, fille publique. — Tempérament sanguin ; constitution très forte.

Première affection vénérienne.

État actuel, 9 septembre (Saint-Lazare) : Chancre mou, très petit, à la face interne de la petite lèvre gauche. — Aucun autre symptôme.

(1) C'est le pus de l'un de ces chancres qui servit à la première des inoculation dont j'ai parlé précédemment, page 24.

Lotions chlorurées. —Guérison très rapide. —Sortie le 15 septembre.
Revue en janvier et février 1857. — Aucun accident de syphilis.

—

OBS. 8*. — DOUBLE CONTAGION DE CHANCRES SIMPLES.

V..., 28 ans, tempérament sanguin. Constitution robuste.

Antécédents : Chancres simples en 1849. Aucun accident consécutif.

Rapports avec la fille L... dans les premiers jours d'août. — (Coït antérieur remontant à plusieurs semaines.)

Chancres reconnus quelques jours après le dernier coït, vers le 10. — Pour tout traitement, quelques tisanes.

État actuel, 19 août : CHANCRE SIMPLE du frein; la base de l'ulcération est parfaitement souple (1). — *Adénite aiguë* de l'aine gauche.

Inoculation positive avec le pus du chancre.

Suppuration de l'adénite, qui prend le caractère strumeux.

Sorti de l'hôpital le 8 octobre. — Revu en décembre : aucun accident de syphilis.

P..., 20 ans. — Lymphatique.
Aucun antécédent vénérien.

Rapports avec la fille L... à la date du 7 août. — (Coït antérieur remontant à plus de deux mois.)

Chancres développés vers le 15 août. — Pansement au vin aromatique.

État actuel, 9 septembre : Trois CHANCRES SIMPLES, deux sur le prépuce, le troisième sur la rainure. — *Adénite aiguë* de l'aine gauche, suppurée et ouverte; *adénite aiguë* de l'aine droite.

Inoculation positive avec le pus de l'un des chancres du prépuce.

Sorti en octobre. — Revu à plusieurs reprises jusqu'en janvier 1857. Aucun accident de syphilis.

L... (Barbe), 17 ans, fille publique. — Scrofuleuse.
Première affection vénérienne.

État actuel, 18 août (Saint-Lazare) : CHANCRE MOU de la grande lèvre droite, datant de plusieurs jours. — *Adénite aiguë* de l'aine droite.

Sangsues, cataplasmes. — Pansement simple. — Guérison rapide.

Revue en mars 1857 à Saint-Lazare pour un nouveau chancre simple. — Aucun accident de syphilis.

(1) C'est le pus de ce chancre qui servit à la seconde inoculation pratiquée sur le jeune médecin dont j'ai parlé page 24.

Obs. 9. — Double contagion de chancres simples.

M...; 42 ans, sujet très robuste.

Antécédents : Deux blennorrhagies, la dernière en 1848. — Nul accident consécutif.

Cet homme vivait depuis un an avec la fille Solange, sans avoir de rapports avec d'autres femmes lorsqu'il fut affecté de chancres. — Nul traitement.

État actuel, 12 octobre 1856 : Chancres simples multiples du prépuce et de la rainure. — Traitement simple. — Guérison en cinq semaines.

Suivi jusqu'en avril 1857. — Aucun accident de syphilis.

C..., 19 ans, lymphatique, chétif.

Aucun antécédent vénérien.

Rapports avec la fille Solange vers le 5 octobre. — (Coït antérieur remontant à plusieurs mois.) — Chancres reconnus dès le troisième jour après le dernier coït. — Pansement à l'onguent napolitain.

État actuel, 21 octobre : Chancres simples multiples (de 8 à 10) du prépuce et du gland. — Pas de retentissement ganglionnaire.

Inoculation positive avec le pus de l'un des chancres.

Pansement au vin aromatique. — Guérison en six semaines.

Suivi jusqu'en février 1857. Aucun accident de syphilis.

V... (Solange), 18 ans ; lymphatique.

Antécédents : Chancres simples en 1855. — Nul accident consécutif.

État actuel (octobre) : Chancre simple très étendu, occupant la fourchette et l'entrée du vagin. (Type du chancre simple.)

Cautérisation. — Guérison en quelques semaines. — Nul accident consécutif.

—

Obs. 10. — S..., 22 ans, constitution moyenne ; tempérament lymphatique.

Antécédents : Deux blennorrhagies, la dernière en 1854, avec orchite.

Rapports avec la fille M... (Rosa), dans les derniers jours de juillet. *(Coït antérieur remontant à quatre semaines ; pas de coït consécutif.)* Chancres développés au commencement d'août. Lotions émollientes.

État actuel, 17 août : Chancres simples multiples sur le prépuce et le gland. — *Double adénite aiguë.*

Inoculation positive avec le pus de l'un des chancres.

Traitement : Vin aromatique. Cataplasmes.

Suppuration des deux bubons. — Cicatrisation des chancres au commencement de septembre.

Suivi jusqu'en décembre 1856. — Nul accident de syphilis.

M... (Rosa), 20 ans. Constitution robuste.

Antécédents : Chancre en 1853; aucun accident consécutif.

État actuel, 17 août : Trois CHANCRES MOUS de la grande lèvre droite, datant de quinze jours environ. — Pas de retentissement ganglionnaire. — Guérison rapide.

Revue en décembre : Aucun accident de syphilis.

OBS*. 11. — M..., 22 ans. — Constitution moyenne. — Sujet lymphatique. — Aucun antécédent vénérien.

Ce jeune homme vivait avec la fille Flavie sans avoir jamais eu de rapports avec d'autres femmes.

Apparition de plusieurs chancres sur la verge dans les premiers jours de mai. — Pas de traitement.

État actuel, 13 mai : *Chancres simples* multiples du prépuce et du gland.

Adénite aiguë de l'aine gauche.

Inoculation positive avec le pus de l'un des chancres.

Traitement : Sangsues, cataplasmes. — Pansement au vin aromatique.

Suppuration de l'adénite qui est ouverte le 23.

Sorti le 4 juillet, sans avoir éprouvé de nouvel accident.

Revu en septembre. — Aucun accident constitutionnel.

Flavie B..., 24 ans. — Constitution robuste. — Tempérament sanguin.

Aucun antécédent vénérien.

État actuel, 9 mai (Saint-Lazare) : *Chancre simple* de la vulve, à base molle. — Chancre du col utérin. — Aucun retentissement ganglionnaire.

Cautérisation. — Pansement simple.

Sortie le 30 juin. — Non revue.

OBS. 12. — M..., 28 ans. — Sujet scrofuleux.

Aucun antécédent vénérien.

Ce jeune homme vivait depuis trois mois avec la fille Sophie, sans avoir de rapports avec d'autres femmes, lorsqu'il fut affecté de chancres dans les premiers jours de novembre.

État actuel, 16 novembre : CHANCRE SIMPLE de la rainure. — Aucun retentissement ganglionnaire.

Pansement au vin aromatique, — Guérison en quelques jours.

Revu à plusieurs reprises jusqu'en avril 1857. — Aucun accident de syphilis.

C..., Sophie, 22 ans. — Lymphatique.

Première affection vénérienne.

État actuel, 17 novembre : CHANCRES MOUS types, multiples, siégeant sur les grandes et les petites lèvres. — Aucun retentissement ganglionnaire.

Pansement au vin aromatique. — Guérison rapide.

Suivie jusqu'en mars 1857. — Aucun accident de syphilis.

—

OBS. 13*. — A..., 32 ans. —Constitution robuste ; tempérament sanguin.

Aucun antécédent vénérien.

Cet homme vivait avec la fille Sophie W..., sans avoir eu de rapports avec d'autres femmes depuis sept mois, lorsqu'il fut atteint de chancres dans le courant de mai 1856.

État actuel, 30 mai : Quatre *chancres à base molle* du prépuce et de la rainure. — Aucun retentissement ganglionnaire.

Traitement : cautérisation ; pansements au vin aromatique.

Cicatrisation complète des chancres à la date du 14 juillet.

Revu en décembre 1856, pour une blennorrhagie. — Aucun accident de syphilis.

Sophie W..., 25 ans. — Constitution lymphatique ; tempérament nerveux.

Antécédents : vaginite et métrite ulcéreuse en 1855.

État actuel, 23 juin (Saint-Lazare) : Double *chancre à base molle* des caroncules. — *Adénite inguinale droite, suppurée.*

Sortie de Saint-Lazare en août. — Aucun accident de syphilis.

—

OBS. 14*. — D..., 26 ans. — Constitution athlétique ; tempérament sanguin.

Aucun antécédent vénérien. — Végétations datant de cinq à six semaines.

Rapports le 1er octobre avec la fille Joséphine L... — (Coït antérieur remontant à six semaines.)— Chancres reconnus trois ou quatre jours après le dernier coït. — Pas de traitement.

État actuel, 10 octobre : Deux CHANCRES SIMPLES de la rainure. — Aucun autre symptôme.

Inoculation positive avec le pus de l'un des chancres.

Cautérisation. — Guérison très rapide.

Revu en décembre pour une blennorrhagie récente. — Suivi jusqu'en février 1857. — Aucun accident de syphilis.

L... (Joséphine), 20 ans. — Constitution forte.

Antécédents : Cette fille a été retenue deux fois à Saint-Lazare, dans le courant de cette année, pour des chancres simples. — Aucun accident général.

État actuel, 10 octobre : CHANCRE MOU type de la petite lèvre droite. Aucun autre symptôme. — Cautérisation.

Sortie le 25. — Revue en 1857 ; aucun accident de syphilis.

OBS. 15*. — T... (Jean), 52 ans. — Tempérament bilieux ; constitution autrefois robuste, mais affaiblie par le travail et les excès.

Aucun antécédent vénérien.

Rapports avec la fille Clémence dans la première quinzaine du mois d'avril 1856. — (Coït antérieur datant de deux mois.)

Apparition de plusieurs chancres à quelques jours d'intervalle du dernier coït. — Aucun traitement. — Production d'un phimosis œdémateux, avec inflammation des plus intenses.

État actuel, 18 avril : Phimosis œdémateux ; prépuce très tuméfié, présentant une teinte érysipélateuse ; quelques points gangrenés ; écoulement sanieux, mêlé de détritus organiques, d'odeur gangréneuse.

Dans les jours qui suivent, séparation de lambeaux mortifiés très étendus ; perforation du prépuce sur plusieurs points.

Légère tension ganglionnaire dans les aines. — Chancre d'inoculation accidentelle, *à base molle*, sur la cuisse gauche.

30. Le gland peut être mis à découvert ; on reconnaît alors l'existence de plusieurs chancres sur la rainure et sur la face muqueuse du prépuce ; ces chancres ne présentent aucune induration à leur base.

Traitement simple. — Guérison rapide.

Suivi jusqu'en octobre 1856. — Aucun accident de syphilis.

Clémence H..., 35 ans. — Fille publique. — Phthisique.

Aucun antécédent vénérien.

État actuel, 29 avril (Saint-Lazare) : *Chancre gangréneux,* à base un peu engorgée mais dépourvue d'induration spécifique, siégeant à l'entrée du vagin. — Aucun retentissement ganglionnaire.

Larges excavations tuberculeuses au sommet des deux poumons.

Traitement simple. — Aucun accident de syphilis. — Morte six mois après l'entrée à Saint-Lazare.

Obs. 16. — V..., âgé de 21 ans; constitution moyenne.

Pas d'antécédent vénérien.

Rapports avec la fille D... (Emilia) du 15 au 18 septembre. *(Coït antérieur datant du 15 août; pas de coït consécutif.)* Chancres développés le 20 septembre.

État actuel, 21 : Trois CHANCRES SIMPLES types. — Pas de retentissement ganglionnaire.

Cautérisation profonde. — Guérison très rapide.

Suivi jusqu'en avril 1857. — Aucun accident de syphilis.

D... (Emilia), 18 ans. — Faible et lymphatique.

Aucun antécédent vénérien.

État actuel, 25 septembre : CHANCRES SIMPLES à base complétement molle, multiples, situés sur les grandes et les petites lèvres. — Ces chancres dateraient de dix à quinze jours, au dire de la malade.

Cautérisation. — Guérison en cinq semaines.

Suivie jusqu'en avril 1857. — Aucun accident de syphilis.

Obs. 17*. — R..., 18 ans. — Sujet lymphatique.

Aucun antécédent vénérien.

Rapports avec la fille Adèle B... le 2 novembre. (Coït antérieur remontant à trois ou quatre semaines.)— Chancres reconnus dès le 4 novembre.

État actuel, 10 novembre : Phimosis œdémateux; trois CHANCRES SIMPLES de l'anneau inférieur du prépuce. — *Adénite aiguë* de l'aine droite.

Inoculation positive avec le pus de l'un des chancres.

Pansements au vin aromatique. — Cataplasmes.

Résolution de l'adénite; cicatrisation des chancres vers le 10 décembre.

Revu en mai 1857. — Aucun accident de syphilis.

B... (Adèle), 20 ans ; fille publique. — Constitution très forte.

Antécédents : Retenue à St-Lazare, en 1854, pour une vaginite; en 1856, à deux reprises, pour des végétations et des chancres simples. — Nul accident de syphilis.

État actuel, 7 novembre (St-Lazare) : Trois CHANCRES SIMPLES, l'un du méat, les deux autres des petites lèvres. — Catarrhe utérin purulent.

Cautérisation. — Tampon d'ouate alunée. — Guérison rapide.

Revue en janvier 1857 pour de nouveaux chancres simples. — Aucun accident de syphilis.

—

Obs. 18*. — D..., 22 ans ; constitution faible ; sujet scrofuleux.

Aucun antécédent vénérien. — Ce jeune homme n'avait pas vu de femmes depuis neuf mois, lorsqu'il eut des rapports avec la fille Juliette, dans la première semaine d'octobre. — Apparition de plusieurs chancres à quelques jours d'intervalle du dernier coït. — Pas de traitement.

État actuel, 10 novembre : CHANCRES SIMPLES multiples du prépuce. — *Double adénite aiguë, suppurée.* — Les deux bubons sont ouverts. — Cataplasmes. — Pansement au vin aromatique. — *Inoculation positive* avec le pus de l'un des chancres.

Sorti en décembre. — Suivi jusqu'en mai 1857. — Aucun accident de syphilis.

Juliette, 20 ans, fille publique. — Constitution très robuste.

Première affection vénérienne.

État actuel, 17 octobre (Saint-Lazare) : Large CHANCRE SIMPLE, occupant la fourchette et l'entrée du vagin. — *Bubon suppuré* dans l'aine droite.

Pansement simple. — Cataplasmes.

L'ulcération inguinale devient *phagédénique.* — Préparations ferrugineuses ; cautérisation au fer rouge.

Revue en 1857. — Nul accident de syphilis.

—

Obs. 19*. — R..., 27 ans. — Sujet robuste.

Antécédents : Quatre blennorrhagies, la dernière en 1853.

Rapports avec la fille T... (Marie) dans les premiers jours de juillet. *(Coït anterieur remontant à cinq semaines. — Pas de coït consécutif.)*

Chancres développés vers le 10 juillet.

État actuel, 21 juillet : CHANCRES SIMPLES multiples du prépuce. — Pas de retentissement ganglionnaire.

Pansement au vin aromatique. — Guérison en trois semaines.

Revu à plusieurs reprises jusqu'en mars 1857. — Aucun accident de syphilis.

T... (Marie), 26 ans. — Fille publique. — Aucun antécédent vénérien.

Etat actuel, 24 juillet (Saint-Lazare) : CHANCRE MOU type, situé à la partie interne de la grande lèvre gauche. — Pas de retentissement ganglionnaire.

Cautérisation. — Guérison rapide.

Revue en octobre, à Saint-Lazare, pour un nouveau chancre de la ourchette. — Aucun accident de syphilis.

Suivie jusqu'en février. — Nulle manifestation diathésique.

En janvier, nouveau chancre à base molle.

Obs. 20*. — M... (Édouard), 20 ans. — Tempérament sanguin; constitution robuste.

Aucun antécédent vénérien.

Rapports avec la fille Virginie le 15 juillet. — (*Coït antérieur remontant à cinq semaines; pas de coït consécutif.*)

Apparition de plusieurs chancres vers le 22; aucun traitement. — Dans les premiers jours d'août, tuméfaction douloureuse des aines.

État actuel, 8 août : Deux *chancres simples*, à base molle, de la rainure glando-préputiale, l'un à droite, l'autre à gauche.

Double adénite inguinale aiguë.

Traitement : Vin aromatique, sangsues, cataplasmes.

Résolution de l'un des bubons; — l'autre est ouvert le 17 août, et la plaie consécutive prend l'aspect chancreux.

Inoculation positive avec le pus de l'un des chancres de la rainure.

Sorti de l'hôpital le 27 octobre. — Revu en mars 1857 : aucun accident constitutionnel.

Virginie D..., fille publique, 19 ans.— Tempérament nerveux.

Antécédents : En juin 1856, chancre mou de la fourchette; guérison rapide, sans traitement interne.

État actuel (août) : Trois *chancres mous*, l'un sur la grande lèvre gauche, le second sur la fourchette, le troisième sur la face interne de la petite lèvre droite. — Aucun retentissement ganglionnaire.

Guérison rapide.

Revue à Saint-Lazare en novembre 1856, pour de nouveaux chancres simples. — Aucun accident de syphilis ne s'était manifesté jusqu'à ce jour.

Revue de nouveau en janvier 1857, pour une métrite, et dans les mois suivants pour de nouveaux chancres simples. — Aucun accident constitutionnel.

Obs. 21. — N..., 26 ans, sujet lymphatique.

Blennorrhagie en 1852.

Chancres actuels datant des premiers jours de février 1856. — Ce jeune homme n'a pas eu de rapports avec d'autre femme que la nommée R..., depuis sept à huit mois.

État actuel, 24 février : CHANCRES SIMPLES de la rainure préputiale.—
Inoculation positive avec le pus de l'un de ces chancres.

Pansement simple. — Guérison rapide.

Suivi jusqu'en janvier 1857. — Aucun accident de syphilis.

M. Ricord visita la femme dont ce malade tenait la contagion. Elle avouait sans difficulté plusieurs infidélités à son amant, mais elle se prétendait saine et n'avait jamais éprouvé, disait-elle, aucun accident vénérien. — L'on constata sur elle un LARGE CHANCRE DU COL UTÉRIN, excavé profondément, à fond pultacé, à forme phagédénique, *rappelant d'aspect la variété molle de l'accident primitif.*

Cautérisations. — Pansements simples. — Guérison en quelques mois. — Observée jusqu'en janvier 1857, cette malade n'a présenté aucun accident de syphilis.

(Comm. par M. RICORD.)

—

OBS. 22*.—C..., 24 ans.—Tempérament sanguin; constitution robuste.

Antécédents : Blennorrhagie en 1855, guérie en deux mois.

Ce jeune homme vivait avec la fille Antoinette P..., sans avoir eu de rapports avec d'autres femmes depuis plusieurs mois, lorsqu'à la fin de novembre 1856, il fut atteint de plusieurs chancres. — Aucun traitement.

État actuel, 30 novembre : CHANCRES MOUS du prépuce, multiples. — Chancre mou du frein. — *Adénite aiguë* de l'aine droite.

Inoculation positive avec le pus du chancre du frein.

17 décembre. Ouverture du bubon. — Dans les jours qui suivent, la plaie prend l'aspect chancreux.

Revu en mars 1857. — Aucun accident de syphilis.

Antoinette P..., 18 ans, lymphatique.

Antécédents : Métrite granuleuse, dans les derniers mois de l'année 1855. — En juin 1856, cette fille fut retenue à Saint-Lazare pour un catarrhe utérin. — Aucun accident de syphilis antérieure.

État actuel (novembre) : CHANCRES MOUS multiples de la vulve ; *adénite aiguë suppurée* de l'aine droite.

Guérison rapide. — Aucun accident de syphilis.

En février 1857, cette fille rentra à Saint-Lazare pour un CHANCRE INDURÉ.

—

II

(Je range dans ce second paragraphe les observations dans lesquelles nous n'avons fait que comparer les accidents sur plusieurs sujets contagionnés par la même femme, sans pouvoir remonter à la source de cette contagion.)

OBS. 23. — QUADRUPLE CONTAGION DE CHANCRES SIMPLES.

La fille C... commuiqua des chancres à quatre individus dans la dernière semaine de décembre 1855. Nous ne pûmes retrouver cette femme, malgré d'actives recherches et malgré le bienveillant concours de M. Denis, médecin en chef du dispensaire. Mais voici ce qu'il nous a été permis de constater sur ces quatre individus, qui présentaient, par leurs antécédents au point de vue de la diathèse, des conditions de *réceptivité* bien différentes.

I. P..., âgé de 23 ans. Tempérament lymphatique. Entré au Midi le 15 janvier 1856 (service de M. Ricord).

Antécédents : Trois blennorrhagies, la dernière il y a six mois, dégénérée en suintement habituel.

Chancre induré en octobre 1855, avec double bubon dur et indolent.

Pas de traitement. Cicatrisation du chancre en quelques semaines. — Au commencement de décembre, apparition d'une *syphilide papuleuse;* céphalée; adénopathie cervicale postérieure.

Depuis la cicatrisation de ce chancre, P... vivait avec la fille C... sans avoir de rapports avec d'autres femmes, lorsque, vers le 21 décembre, plusieurs chancres apparurent sur le prépuce. — Aucun traitement.

Le malade se présente à l'hôpital le 15 janvier dans l'état suivant :

Trois *chancres simples,* à base molle, siégeant sur le limbe du prépuce; deux *chancres simples,* à base molle, de la rainure glando-préputiale; *chancre simple* du frein. — Blennorrhée.

Roséole papuleuse, au déclin.

Éruption croûteuse du cuir chevelu; adénopathie bi-cervicale postérieure; céphalée.

Adénopathie bi-inguinale dure et indolente.

Traitement : pansement des chancres au vin aromatique. Une pilule de proto-iodure; tisane amère; cubèbe.

1er février. Les chancres persistent. *Adénite aiguë* de l'aine gauche; sangsues; cataplasmes.

9. Suppuration du bubon, qui est ouvert par M. Ricord. Dans les jours suivants, la plaie résultant de cette ouverture prend le caractère chancreux ; elle s'étend. Décollement de la peau. Véritable *chancre ganglionnaire.*

Pansement à la solution ferrico-potassique. La médication mercurielle est continuée (10 centigr. de proto-iodure par jour).

Cicatrisation des chancres vers les derniers jours de février. Cicatrisation beaucoup plus lente du bubon, achevée seulement dans le courant de mai.

Les accidents constitutionnels, résultat de l'infection antérieure à ces derniers chancres, subirent leur développement avec une intensité remarquable, et nous constatâmes successivement sur ce malade les symptômes suivants : en janvier, papules muqueuses de l'anus ; en février et mars, syphilide squameuse ; en juin, syphilide ecthymateuse ; psoriasis du tronc ; plaques muqueuses des amygdales ; en juillet, récidive de l'ecthyma ; plaques muqueuses confluentes des lèvres, de la langue et de la gorge ; en novembre, iritis syphilitique.

II. N..., âgé de 22 ans. Sujet scrofuleux, affecté d'un mal de Pott dans son enfance. — Constitution très chétive.

Chancre induré en 1855, avec bubon dur et indolent, traité par M. Ricord, à l'hôpital du Midi ; suivi à quelques mois d'intervalle d'une *syphilide ecthymateuse.* — Depuis cette époque, aucun accident vénérien.

Rapport avec la fille C... le 29 décembre 1855. (Coït antérieur remontant à quatre semaines. Pas de coït consécutif.) — Chancres reconnus par le malade vers le 2 janvier 1856.

État actuel, 15 janvier : Très nombreuse série de petits *chancres simples*, à base molle, occupant le frein, le prépuce et le gland (chancres mous types).

Adénite aiguë de l'aine gauche ; à droite, quelques ganglions durs et indolents.

Macules brunâtres sur les membres inférieurs et sur le tronc, vestiges de l'affection ecthymateuse ancienne.

Adénopathie cervicale postérieure.

Traitement : Vin aromatique. Cataplasmes.

19 janvier. Ouverture du bubon.

5 février. Chancres en voie de réparation. — 12. Cicatrisation du chancre. — 18. Guérison du bubon.

Pas d'accident constitutionnel jusqu'à la sortie, non plus que dans les mois suivants.

III. L..., âgé de 20 ans. Sujet lymphatique.

Blennorrhagie en 1855, traitée par le copahu, guérie en deux mois. Nul accident consécutif.

Rapport avec la fille C... le 31 décembre. (Coït antérieur remontant aux derniers jours de novembre. — Pas de coït consécutif.)

Chancres reconnus à la date du 4 janvier.

10 janvier. Deux *chancres simples,* à base molle, siégeant l'un sur le limbe du prépuce, l'autre sur la rainure glando-préputiale.

Aucun retentissement ganglionnaire.

Traitement : Vin aromatique.

Guérison des chancres à la fin de février. Nul accident constitutionnel.

(J'ai revu ce malade à plusieurs reprises jusqu'en août 1856 : il n'a jamais présenté le moindre accident de syphilis.)

IV. C..., âgé de 20 ans. Constitution très robuste. Tempérament sanguin.

Aucun antécédent vénérien.

Rapports le 29 décembre 1855 avec la fille C... (Coït antérieur remontant à quatre mois. — Pas de coït consécutif.) — Chancres reconnus le 2 janvier. — Pas de traitement.

Etat actuel, 7 janvier : *Chancres simples,* à base molle, du prépuce et du frein.

Aucun retentissement ganglionnaire. — Pansement au vin aromatique.

Cicatrisation des chancres dans les derniers jours de janvier. — Aucun accident de syphilis.

—

Obs. 24. — Quadruple contagion de chancres simples.

Quatre malades du Midi *tenant la contagion de la même femme* présentèrent les accidents suivants :

I. D..., 20 ans; sujet assez robuste.

Pas d'antécédent vénérien.

Rapports avec la fille Z... dans les derniers jours de juin. — (Coït antérieur remontant à trente-deux jours; pas de coït consécutif.) — Chancres développés dès le 1er juillet. Pas de traitement.

État actuel, 12 juillet : Chancres simples multiples sur l'anneau inférieur du prépuce. — Pas de retentissement ganglionnaire.

Pansement simple. — *Inoculation positive* avec le pus de l'un de ces chancres. — Guérison en douze semaines.

Suivi jusqu'en janvier 1857. — Nul accident de syphilis.

II. B..., 24 ans; lymphatique.

Pas d'antécédent vénérien.

Rapport avec la fille Z... le 20 juin. — (Coït antérieur de deux mois ; pas de coït consécutif.) — Chancres développés le 25. — Pas de traitement.

État actuel, 3 juillet : CHANCRES SIMPLES multiples du prépuce.

Pansement simple. — Guérison sans accident.

(Comm. par M. Puche.)

III. L..., 24 ans, lymphatique.

Pas d'antécédents vénériens.

Rapports avec la fille Z... dans les premiers jours de juillet. — (Coït antérieur de trois mois ; pas de coït consécutif.) — Chancres développés vers le 8 juillet.

Pansement à l'eau blanche.

État actuel, 27 juillet : CHANCRES SIMPLES de la rainure. — Pansement simple. — *Inoculation positive* avec le pus de l'un de ces chancres.

Adénite aiguë, développée en août, suppurée ; chancre ganglionnaire.

Suivi jusqu'en décembre. — Nul accident de syphilis.

IV. K..., 30 ans, sujet robuste et sanguin.

Antécédents : blennorrhagie en 1846.

Rapports en juillet avec la fille Z... — (Coït antérieur de huit mois ; pas de coït consécutif.) — Chancres développés presque immédiatement. — Pommade mercurielle.

État actuel, 25 juillet : CHANCRES SIMPLES du prépuce. — Pansement simple. — *Inoculation positive* avec le pus de l'un de ces chancres.

En août, *adénite aiguë*, suppurée.

Suivi jusqu'en février 1857. — Nul accident de syphilis.

—

OBS. 25. — TRIPLE CONTAGION DE CHANCRES SIMPLES.

Trois malades du Midi tenaient la contagion de la même femme. Voici ce que nous avons constaté sur chacun d'eux :

I. B..., 20 ans, lymphatique.

Antécédents : Blennorrhagie simple en 1854.

Rapport avec la fille C... vers le 15 juin. — (Coït antérieur remontant à deux mois.) — Chancres actuels reconnus le 19.

État actuel, 1er juillet : SIX CHANCRES SIMPLES du prépuce, du frein et de la rainure. — *Adénite aiguë* de l'aine gauche, suppurée. — Traitement simple. — *Inoculation positive* avec le pus de l'un des chancres.

Suivi jusqu'en décembre 1856. — Aucun accident de syphilis.

II. P..., 21 ans, sujet robuste.

Antécédents : Deux blennorrhagies en 1854 et 1855.

Rapport avec la fille C... du 18 au 25 juin.— (Coït antérieur remontant à six semaines ; pas de coït consécutif.) — Chancres actuels reconnus dans les premiers jours de juillet. — Pas de traitement.

État actuel, 21 juillet : Trois chancres simples, deux sur le fourreau, à forme ecthymateuse, le troisième sur le gland.

Traitement simple. — *Inoculation positive* avec le pus de l'un des chancres. — Nul accident de syphilis jusqu'à la sortie (30 septembre). — Perdu de vue.

III. C..., 19 ans, lymphatique, affaibli.

Pas d'antécédent vénérien.

Rapports avec la fille C... dans les derniers de juin.— (Coït antérieur remontant à vingt-six jours ; pas de coït consécutif.) — Chancres actuels datant des premiers jours de juillet.

État actuel, 17 juillet : Chancres simples du prépuce et du fourreau.

Traitement simple. — *Inoculation positive* avec le pus de l'un des chancres. — Guérison en huit semaines.

Suivi jusqu'en février 1857. — Nul accident de syphilis.

—

Obs. 26. — P..., 23 ans ; sujet robuste, bilieux.

Pas d'antécédent vénérien.

Rapports dans les derniers jours de mai 1856, avec la fille P... — (Coït antérieur remontant à deux mois au moins ; pas de coït consécutif.) — Chancres reconnus dès les premiers jours de juin. — Pas de traitement interne ; pansements à l'eau blanche.

État actuel, 3 juillet : Chancres simples multiples du prépuce et de la rainure ; quelques-uns profonds, excavés, à tendance phagédénique. — Pansement à la solution de tartrate ferrico-potassique. — *Inoculation positive* avec le pus de l'un des chancres du prépuce.

Suivi jusqu'en mars 1857. — Nul accident de syphilis.

G..., 29 ans ; sujet robuste, sanguin.

Pas d'antécédent vénérien.

Rapports dans la dernière semaine de mai 1856 avec la fille P...—(Coït antérieur remontant à sept semaines ; pas de coït consécutif.) — Chancres déclarés dès le 1er juin. — Pansement à la pommade camphrée.

État actuel, 20 juin : Chancre simple du prépuce. — *Adénite aiguë* de l'aine droite.

Pansement au vin aromatique. Cataplasmes. — *Inoculation positive* avec le pus du chancre préputial.

Suppuration de l'adénite, qui est ouverte le 27 juin.

Suivi jusqu'en décembre 1856. — Nul accident de syphilis.

———

Obs. 27. — M... et R... tenaient la contagion de la même femme. — Voici les symptômes qu'ils nous présentèrent :

M..., 20 ans, lymphatique, sans antécédents vénériens.

Rapports avec la fille B... vers le 20 octobre. — (*Coït antérieur remontant à trois mois. — Pas de coït consécutif.*) — Chancres développés dès le 24. — Simples lotions émollientes.

État actuel (fin d'octobre) : Balano-posthite intense. — Chancres simples de l'anneau inférieur du prépuce. — Tension douloureuse des ganglions dans les deux aines.

Injections de nitrate d'argent. — Bains. — Cataplasmes. — *Inoculation positive* avec le pus de l'un des chancres.

Résolution de l'adénite. — En novembre, le gland peut être découvert, et l'on constate l'existence de plusieurs *chancres à base molle* sur la face-muqueuse du prépuce et sur le gland. — Vin aromatique.

Suivi seulement jusqu'au 31 décembre. — Aucun accident constitutionnel.

R..., 29 ans ; sujet assez robuste.

Antécédents : chancres du prépuce en 1850. — Nul accident consécutif.

Rapports avec la fille B... le 22 octobre. (*Coït antérieur remontant à trois mois ; pas d'accident consécutif.*) — Chancres développés à quelques jours d'intervalle. — Pansement au vin aromatique.

État actuel, 2 novembre : Deux chancres mous de la face interne du prépuce. — Aucun retentissement ganglionnaire.

Pansement au vin aromatique. — Guérison en sept semaines.

Suivi jusqu'en avril 1857. — Aucun accident consécutif.

———

Obs. 28. — Deux amis eurent commerce, dans la même soirée, avec la même femme. Tous deux prirent des chancres simples.

B..., 18 ans, lymphatique. — Sans antécédent vénérien.

Rapports avec la fille P... le 23 juin. — (Coït antérieur de quatre semaines ; pas de coït consécutif.) — Chancres développés dès le lendemain.

État actuel (juillet) : Chancres simples, multiples de l'anneau inférieur du prépuce. — Aucun retentissement ganglionnaire.

Pansement au vin aromatique. — Cicatrisation en neuf semaines.
Suivi jusqu'en octobre. — Nul accident consécutif.

B..., 22 ans; sujet très robuste, sanguin.
Antécédents : Deux blennorrhagies, la dernière il y a huit mois.
Rapports avec la fille P... le 23 juin. — (Coït antérieur de vingt-deux
jours; pas de coït consécutif.)—Chancres reconnus vers le 3 juillet.
État actuel, 17 juillet : Trois CHANCRES SIMPLES, deux sur le prépuce,
le troisième sur le fourreau. — *Adénite aiguë* de l'aine gauche.
Pansement au vin aromatique; cataplasmes.—Suppuration de l'adénite.
Suivi jusqu'en novembre. — Nul accident consécutif.

OBS. 29. — Deux amis eurent commerce le même jour avec la même
femme. Tous deux contractèrent des chancres simples.

L..., 31 ans, sujet très robuste, sanguin. — Sans antécédent vénérien.
Rapports avec la fille Louise V... le 8 juillet. — (Coït antérieur remon-
tant à sept semaines; pas de coït consécutif.) — Chancres développés le
12. — Pas de traitement interne; lotions d'eau blanche.
État actuel, 7 août : CHANCRES SIMPLES de la rainure et du frein. —
Adénite aiguë. — *Inoculation positive* avec le pus de l'un des chancres.
Pansement au vin aromatique. — Cataplasmes.
Résolution de l'adénite — Cicatrisation du chancre en cinq semaines.
Revu à plusieurs reprises jusqu'en décembre 1856. — Aucun acci-
dent de syphilis.

M..., 19 ans, faible, lymphatique.
Antécédents : Blennorrhagie en 1855.
Rapports avec la fille Louise V... le 8 juillet. — (Coït antérieur remon-
tant à quatre semaines. — Pas de coït consécutif.) — Chancres déve-
loppés vers le 15. — Pas de traitement.
État actuel, 27 juillet : CHANCRES SIMPLES multiples de la rainure, du
gland et du frein. — *Adénite aiguë.* — *Inoculation positive* avec le pus
de l'un des chancres.
Pansement au vin aromatique. — Cataplasmes.
Suppuration de l'adénite. — Cicatrisation des chancres en 7 semaines.
Revu en octobre : Blennorrhagie. — Suivi jusqu'en février 1857. —
Aucun accident de syphilis.

OBS. 30. — V..., 27 ans; sujet très robuste.
Pas d'antécédents vénériens.
Rapports avec la fille L... le 30 juin. (Coït antérieur remontant à trois

mois; pas de coït consécutif.) — Chancres développés dès les premiers jours de juillet. Nul traitement.

État actuel, 15 juillet : Sept CHANCRES SIMPLES, à base molle, siégeant sur le prépuce et la rainure. — *Adénite aiguë*, monoganglionnaire, de l'aine gauche.

Pansement au vin aromatique; cataplasmes. — *Inoculation positive* avec le pus de l'un des chancres.

Suppuration de l'adénite, qui est ouverte le 21. — La plaie ne tarde pas à prendre le caractère chancreux et envahit une grande étendue de la région inguinale. — Pansement à la solution ferrico-potassique. — Guérison en septembre.

Suivi jusqu'en décembre 1856. — Aucun accident de syphilis.

G..., 27 ans; constitution moyenne; tempérament bilieux.
Pas d'antécédents vénériens.

Rapports avec la fille L... dans les premiers jours de juillet.—(Coït antérieur remontant à *deux ans*, au dire du malade; pas de coït consécutif.) — Chancres développés à quelques jours d'intervalle. — Cautérisations répétées.

État actuel, 21 juillet : Trois CHANCRES SIMPLES du prépuce ; la base des ulcérations présente une légère dureté phlegmoneuse, due probablement aux cautérisations antérieures.—Tension douloureuse des ganglions dans l'aine droite; tuméfaction du cordon lymphatique sus-pénien.

Traitement : vin aromatique ; cataplasmes. —Inoculation positive avec le pus de l'un des chancres.

Résolution de l'adénite ; cicatrisation des chancres en cinq semaines.
Suivi jusqu'en décembre 1856. — Aucun accident de syphilis.

—

OBS. 31. — Deux malades tenant la contagion de la même femme présentèrent les symptômes suivants :

B..., 25 ans, sujet robuste, sans antécédents vénériens.

Rapports avec la fille M... dans les premiers jours d'avril. — (*Coït antérieur remontant à sept semaines. — Pas de coït consécutif.*) — Chancres développés le 8 avril. — Pas de traitement.

État actuel, 17 août : CHANCRES SIMPLES de la rainure. —Pas de retentissement ganglionnaire. — Pansement au coton cardé.

Guérison en six semaines.

(Comm. par M. PUCHE.)

A..., 23 ans; constitution moyenne.
Antécédents : Deux blennorrhagies, la dernière en 1855.

Ce jeune homme vivait depuis plusieurs mois avec la fille M..., *sans avoir de rapports avec d'autres femmes*, lorsqu'il fut affecté de chancres dans les derniers jours de mars. — Lotions à l'eau blanche.

État actuel, 8 avril : CHANCRES SIMPLES multiples du prépuce et de la rainure. — Pas de retentissement ganglionnaire.

Pansement au vin aromatique. — Guérison rapide.

Revu en août : Blennorrhagie. — Suivi jusqu'en septembre. — Aucun accident de syphilis.

III

OBS. 32. — Deux amis eurent des rapports dans la nuit du 17 août avec la même femme.

L'un d'eux, âgé de 28 ans, venait d'être traité dans le service de M. Ricord pour des accidents de syphilis constitutionnelle (plaques muqueuses buccales, syphilide papulo-squameuse) ; il avait la verge saine lorsqu'il se livra au coït, quelques jours après avoir quitté l'hôpital. Il n'avait pas vu de femmes depuis quatre mois.

Le second, âgé de 18 ans, n'avait jamais eu de rapports sexuels.

Tous deux contractèrent des chancres, et je constatai :

1° Sur le premier, cinq CHANCRES SIMPLES, à base molle, du prépuce et du gland ; bubon aigu de l'aine ; suppuration ; chancre ganglionnaire. — Reprise des accidents constitutionnels : syphilide impétigineuse ; ulcérations buccales.

2° Sur le second, CHANCRES SIMPLES du frein et du prépuce. — Traitement simple. — Guérison en six semaines.

Suivi jusqu'en mars, ce malade n'a présenté aucun accident de syphilis.

OBS. 33. — N... (Alphonse), 17 ans, contracte un chancre vers la fin de septembre. Il se présente à la consultation du Midi, où nous constatons l'état suivant, le 3 octobre : CHANCRE INDURÉ de la rainure glando-préputiale ; induration cartilagineuse. — Adénopathie bi-inguinale multiple, dure et *indolente*. — Pansement au vin aromatique. Traitement mercuriel.

Le 7, même état. — Le 14, meilleur état du chancre, dont le fond s'élève et les bords se dépriment (*période de réparation commençante.*)

Le 24, l'état du malade est bien changé : le chancre de la rainure s'est élargi et creusé ; sa base est toujours très fortement indurée. — De plus, il existe sur le fourreau de la verge un large chancre à base œdémateuse, mais sans induration véritable; — plusieurs petits chancres à base molle sur la face cutanée du prépuce.

Le malade affirme de la façon la plus formelle n'avoir eu de rapports avec aucune femme depuis l'époque où il a contracté son premier chancre. — Faut-il donc attribuer les nouveaux chancres à une inoculation accidentelle, à une contagion du voisinage?

N... entre à l'hôpital.

Dans les premiers jours de novembre, production d'une *adénite aiguë* de l'aine gauche, présentant tous les caractères du bubon propre au chancre simple. — Suppuration. — *Inoculation positive* du pus ganglionnaire. — Dans l'aine droite, persistance de l'adénopathie propre au chance infectant : ganglions multiples et *indolents*.

En décembre, accidents secondaires : *roséole* et *plaques muqueuses multiples.*

Malgré les dénégations du malade, M. Ricord n'avait pas hésité à placer l'origine des seconds chancres dans une seconde contagion, résultat d'un nouveau coït. — Effectivement, quelques jours après son entrée à l'hôpital, N... vint m'avouer *très confidentiellement* que le 15 octobre, à la suite d'une nuit de débauche, il avait eu des rapports avec une femme P..., dont il me donna l'adresse. — Dès le lendemain, ajoutait le malade, le chancre de la rainure avait commencé à s'élargir, et, deux jours après, parurent les autres chancres.

Je me rendis aussitôt chez la femme P..., et je constatai sur elle l'existence de *trois larges chancres à base complétement molle* siégeant sur la face interne de la grande lèvre gauche, sur la fourchette et sur les replis de l'entrée du vagin. — Ces chancres, au dire de la malade, dataient de trois semaines environ. — Pas de retentissement ganglionnaire. — Premier accident vénérien.

Cette femme m'avoua, à son tour, qu'elle avait infecté son amant, le nommé V... (Charles), qui, par une singulière coïncidence, se trouvait précisément dans nos salles du Midi. Or, ce dernier (vierge de tout antécédent vénérien et n'ayant eu de rapports qu'avec la femme P... depuis plusieurs mois) ce dernier, dis-je, présentait également plusieurs *chancres simples à base molle,* siégeant sur le prépuce, et compliqués d'une *adénite aigue* de l'aine gauche.

Aucun accident syphilitique ne se manifesta sur ces deux derniers malades.

<h1 style="text-align:center">DEUXIÈME GROUPE.</h1>

TRANSMISSION DU CHANCRE SIMPLE DANS SA FORME, DE SUJET
VIERGE A SUJET SYPHILITIQUE.

Obs. 33. — (V. s.)

—

Obs. 34. — A... (Emile), âgé de 18 ans, lymphatique, portait un chancre depuis trois semaines, lorsqu'il eut des rapports dans la nuit du 30 septembre avec la fille B... (Evelina). La même nuit, à une demi-heure d'intervalle, cette fille accordait ses faveurs au nommé S... (Alexis). — Or, voici ce que je fus appelé, avec mon collègue V. Poisson, à constater sur ces trois malades :

I. A... (Emile) se présenta le 5 octobre, portant un large *chancre du fourreau, à base molle,* sans aucun retentissement ganglionnaire. (*Premier accident vénérien.*)

Un pansement simple fut prescrit. — Le malade guérit en quelques semaines et n'éprouva aucun accident de syphilis jusqu'en avril 1857, époque à laquelle je l'ai perdu de vue.

II. B... (Alexis), 21 ans, de constitution robuste, n'ayant jamais éprouvé d'accident vénérien. — Chancre du frein, déclaré dès les premiers jours de septembre.

État actuel, 17 octobre : CHANCRE SIMPLE type, siégeant sur le frein ; CHANCRE SIMPLE de la rainure. — Aucun retentissement ganglionnaire.

Inoculation positive avec le pus du chancre du frein.

Pansement au vin aromatique. Guérison rapide.

Suivi jusqu'en mai 1857. — Aucun accident de syphilis.

III. B... (Evelina), 18 ans. Lymphatique.

Antécédents : *Syphilis antérieure.* (Roséole en août 1856. Plaques muqueuses de la vulve, alopécie ; adénopathie cervicale.)

État actuel, 10 octobre : CHANCRE SIMPLE de la face externe de la grande lèvre ; CHANCRE SIMPLE de l'anus (ces deux ulcérations dateraient d'une huitaine, au dire de la malade). — Adénopathie bi-inguinale, à ganglions durs et indolents, datant de plusieurs mois.

18 octobre. Apparition sur la vulve de nouvelles *plaques muqueuses.* — Traitement mercuriel. — Pas de nouvel accident.

TROISIÈME GROUPE.

TRANSMISSION DU CHANCRE A BASE MOLLE DES SUJETS SYPHILITIQUES
SOUS FORME DE CHANCRE SIMPLE, NON INFECTANT.

Obs. 35*. — Une fille publique contracte un *chancre* qui devient l'origine d'une syphilis constitutionnelle. Elle transmet à cette époque un
chancre induré, également suivi de vérole. Quelques mois plus tard, elle
prend un nouveau chancre *dont la base reste molle;* elle le transmet
sous forme d'un *chancre simple à base molle,* non suivi d'accidents constitutionnels. — Voici cette observation en détail :

N..., 35 ans. Sujet robuste et sanguin.
Aucun antécédent vénérien.
Rapports dans la seconde semaine de mai avec la fille C... (Coït anté-
rieur remontant à trois mois environ.)—Apparition de deux chancres à
quelques jours du dernier coït. — Aucun traitement.
État actuel, 4 juillet : CHANCRE INDURÉ de la rainure ; CHANCRE INDURÉ
du sommet du gland. — Adénopathie bi-inguinale, à ganglions durs,
multiples et indolents. Lymphangite dorsale indurée.
Inoculation négative avec le pus de l'un des chancres.
Traitement mercuriel. — (5, 10 et 15 centig. de proto-iodure.)
En août : *roséole érythémateuse;* — adénopathie cervicale postérieure;
éruption croûteuse du cuir chevelu.

C... (Eugénie) ; 24 ans. Constitution robuste.
Première affection venérienne.
État actuel, 15 mai (Saint-Lazare) : Chancre du col utérin, à bords
taillés à pic, à fond grisâtre. — Aucun autre symptôme. — Traitement
simple.
Le 17, apparition d'un nouveau chancre à la fourchette. — Le chancre se développe en conservant une base molle. (Inocul. consécutive.)
1er juillet. *Roséole érythémateuse,* confluente. — Traitement mercuriel.
25 juillet. *Syphilide papuleuse* occupant la poitrine, le dos et les
jambes. — Adénopathie cervicale postérieure ; croûtes du cuir chevelu;
alopécie.

En novembre, cette fille entre de nouveau à Saint-Lazare, portant un CHANCRE MOU type de la fosse naviculaire.—Or, l'un de nos malades, qui tenait d'elle la contagion, présentait comme elle un chancre simple.

R..., 23 ans. Constitution moyenne.

Antécédents : Blennorrhagie en 1852.

Rapports avec la fille C... (Eugénie), à la date du 16 novembre. (Coït antérieur remontant à trois mois; pas de coït consécutif.) — Chancre développé vers le 21. — Pas de traitement.

État actuel, 29 novembre : Trois CHANCRES A BASE MOLLE du prépuce et du gland. — Aucun retentissement ganglionnaire.

Inoculation positive avec le pus de l'un des chancres.

Traitement : Pansement au vin aromatique. — Guérison en huit semaines.

Revu à plusieurs reprises jusqu'en avril 1857. — Aucun accident de syphilis.

—

OBS. 36*. — DOUBLE CONTAGION DE CHANCRES SIMPLES, TRANSMIS PAR UN SUJET SYPHILITIQUE.

M..., 30 ans; robuste, sanguin.

Antécédents : Quatre ou cinq blennorrhagies, la dernière il y a dix-sept mois. — Nul accident consécutif.

Rapport avec la fille Célestine dans le courant de septembre. (Coït antérieur remontant à vingt-deux jours.) — Chancres reconnus à quelques jours d'intervalle du dernier coït.

État actuel, 22 septembre : CHANCRES SIMPLES du prépuce et du gland. Légère tension ganglionnaire.

Pansement au vin aromatique. Cataplasmes.

Inoculation positive avec le pus de l'un des chancres.

Adénite aiguë, dans les jours qui suivent. — Suppuration.

Suivi jusqu'en décembre. — Aucun accident de syphilis.

B..., 23 ans; lymphatique, chétif.

Aucun antécédent vénérien.

Rapport avec la fille Célestine vers le 25 septembre. (Coït antérieur remontant à quatre mois au moins; pas de coït consécutif.)

État actuel, 30 septembre : Trois CHANCRES SIMPLES de la rainure. — Pansement au vin aromatique. — Guérison rapide.

Revu à plusieurs reprises jusqu'en avril 1857. — Aucun accident de syphilis.

L... (Célestine), 21 ans. — Lymphatique.

Antécédents : En juin 1857, *chancre induré* du clitoris, traité à Saint-Lazare.

État actuel, 18 octobre (Saint-Lazare) : Très large CHANCRE SIMPLE, occupant toute la fourchette, et datant évidemment de plusieurs semaines.

Adénopathie bi-inguinale, indolente, remontant à quatre mois. — Quelques plaques muqueuses en voie de développement sur la face externe des grandes lèvres. — Adénopathie cervicale.

Traitement mercuriel. — Pas de nouvel accident jusqu'à la sortie.

Revue en janvier 1857. — Pas de nouvelle manifestation constitutionnelle.

—

OBS. 37. — H..., 20 ans. Constitution moyenne; tempérament lymphatique.

Antécédents : Blennorrhagie simple en 1854.

Rapports habituels avec la fille D... (Zoé). — Pas de rapports avec d'autres femmes depuis trois mois.

État actuel, 6 mai : CHANCRES SIMPLES multiples du prépuce, datant de trois semaines. — *Adénite aiguë* de l'aine gauche, suppurée.

Traité au Midi pendant neuf semaines. (Cataplasmes, vin aromatique).

Revu à plusieurs reprises jusqu'en novembre 1856. — Aucun accident de syphilis.

D... (Zoé), 18 ans. — Constitution moyenne.

Antécédents : Chancre infectant en 1854, suivi d'accidents de *syphilis constitutionnelle*. (Roséole; plaques muqueuses à plusieurs reprises; alopécie; adénopathie cervicale; douleurs rhumatoïdes, etc.)

État actuel, 4 mai : CHANCRE A BASE MOLLE, situé à la fourchette, datant de quelques semaines.

Traitement simple.

Pas de nouvel accident de syphilis dans le cours de l'année 1856.

—

OBS. 38*. — H..., 20 ans; lymphatique.

Aucun antécédent vénérien.

Rapports avec la fille Blanche dans les derniers jours d'août. (Coït antérieur remontant au moins à quatre semaines; pas de coït consécutif.) — Chancres reconnus dès les premiers jours de septembre. Pour traitement, pansements et lotions à l'eau de Saturne.

État actuel, 10 septembre : Trois CHANCRES SIMPLES, à base molle, siégeant sur le prépuce. — Adénite aiguë de l'aine gauche.

Pansement au vin aromatique. — Cataplasmes.

Suppuration de l'adénite, qui est ouverte le 22 septembre. — La plaie prend les caractères d'un chancre, revêt la forme phagédénique, et envahit une grande partie de la région inguinale. — Pansement à la solution de tartrate ferrico-potassique. — Guérison en décembre.

Revu en mars 1857. — Aucun accident de syphilis.

L... (Blanche), 21 ans ; lymphatique.

Antécédents : Syphilis constitutionnelle antérieure. (Chancre induré en 1854; pléiades inguinales. — Plaques muqueuses de la vulve et de l'anus à plusieurs reprises. — Alopécie. — Adénopathie cervicale, etc.

État actuel, 6 septembre (St-Lazare) : CHANCRES MOUS de la vulve.— Adénite aiguë de l'aine gauche. —Cautérisation. — Ouverture du bubon.

Sortie le 25 septembre. — Pas de nouvel accident.

OBS. 39*. — D..., 22 ans. Constitution moyenne; tempérament lymphatique.

Aucun antécédent vénérien.

Rapports avec la fille Ida le 11 mai. (Coït antérieur datant de trente-cinq jours ; pas de coït consécutif.) — Dès le 14, apparition de plusieurs chancres sur la verge; quelques jours après, tuméfaction des glandes de l'aine.

État actuel, 23 mai : Sept *chancres simples*, à base parfaitement souple, siégeant sur la rainure, le prépuce et le frein. — Adénite aiguë de l'aine droite.

Traitement : Vin aromatique. — Repos. — Cataplasmes.

Ouverture du bubon le 1er juin; la plaie ne tarde pas à prendre le caractère chancreux. — Pansement au vin aromatique.

Sorti de l'hôpital le 10 juillet. — Revu jusqu'en janvier 1857. — Aucun accident constitutionnel.

Ida, fille publique, 25 ans. Lymphatique.

Antécédents : En 1853, chancre infectant, suivi d'accidents constitutionnels (syphilides, plaques muqueuses, douleurs ostéocopes, alopécie.) qui furent traités par M. Ricord. — Médication mercurielle et iodurée, suivie pendant six mois. — Depuis cette époque, aucun nouveau symptôme de syphilis.

État actuel, 15 mai (St-Lazare) : Deux *chancres simples*, à base molle, l'un de la grande lèvre gauche, l'autre des caroncules à droite. — Aucune tension ganglionnaire. — Pansement simple.

Guérison rapide. — Pas de nouvel accident de syphilis.

QUATRIÈME GROUPE.

TRANSMISSION DU CHANCRE A BASE MOLLE DES SUJETS SYPHILITIQUES SOUS FORME DE CHANCRE INDURÉ, SUIVI DE VÉROLE CONSTITUTIONNELLE.

Je suis heureux de laisser ici la parole à M. Ricord, qui a bien voulu agréer et discuter dans ses leçons cliniques de l'année 1856 les observations contenues dans ce quatrième groupe :

« ..... Des observations récentes, que je veux vous faire connaître, semblent établir que le *chancre à base molle développé sur un sujet préalablement vérolé peut quelquefois transmettre à un sujet sain un chancre qui s'indure et qui devient l'origine d'une syphilis constitutionnelle.*

M. Cullerier nous a communiqué l'observation suivante :

Un jeune homme contracte un chancre induré et parcourt la série des accidents constitutionnels.

A plusieurs années d'intervalle, il prend un nouveau chancre, dont la base reste absolument *molle,* absolument dépourvue de l'induration spécifique.

Il se marie, portant encore ce chancre qu'il communique presque aussitôt à sa femme.

Le chancre de la femme s'*indure* et s'accompagne de l'adénopathie spécifique ; puis à quelques mois d'intervalle il est suivi des symptômes de la syphilis constitutionnelle : syphilide papulo-tuberculeuse générale, alopécie, impétigo du cuir chevelu; — et plus tard, accidents tertiaires (1).

Ici donc, point de doute : c'est le chancre à base molle, le *chancroïde* d'un sujet vérolé qui se transmet à une femme, vierge d'infection antérieure, sous forme d'un chancre induré, suivi de vérole.

M. le docteur Melchior Robert a relaté, dans une thèse récente d'un élève de Lyon (2), trois observations analogues à la précédente, qui démontrent également la possibilité d'une infection constitutionnelle développée sur des sujets vierges par la contagion de chancres *mous* provenant de sujets syphilitiques.

Enfin, dans ces derniers temps, MM. A. FOURNIER et CABY ont recueilli les quatre observations suivantes, qui confirment encore le même fait (3). En voici l'analyse :

Dans la première, il s'agit d'une fille N..., qui contracte, en

(1) Voici le texte même de M. Cullerier :

« Un jeune homme est affecté de chancre induré, puis de symptômes constitutionnels. Un traitement rationnel est suivi régulièrement, et tout disparaît. Au bout de quelques années, cet homme gagne un *nouveau chancre qui reste à l'état simple*, sans retentissement sur l'économie. — Le malade, fort éclairé d'ailleurs, mais ayant mal compris la portée de ce qu'il avait entendu dire qu'on n'avait pas deux fois la vérole, n'attacha aucune importance à l'ulcération dont il était affecté, et n'hésita pas à se marier sans prendre aucun conseil médical. La jeune femme, comme on peut le croire, fut bientôt elle-même affectée d'un chancre. Mais celui-ci *s'indura*, se compliqua d'engorgements ganglionnaires, puis fut suivi, dans l'espace de temps habituel, d'une syphilide papulo-tuberculeuse générale, d'alopécie, d'impétigo du cuir chevelu et plus tard d'accidents tertiaires. » (*Société de chirurgie*, 1855.)

(2) *Du double virus syphilitique*, par Ach. DRON, interne des hôpitaux de Lyon.

(3) OBS. 40*.— N... (Marie), âgée de 17 ans.—Fille publique.— Tem-

novembre 1855, un *chancre induré*. Cette fille ne tarde pas à présenter des accidents secondaires, pour lesquels elle entre à plusieurs reprises à l'infirmerie de Saint-Lazare, à savoir : plaques muqueuses de la vulve et de l'anus en février 1856 ; deux mois plus tard, plaques muqueuses des amygdales et du voile du palais, etc. Mais voici que, dans la première quinzaine de juin, cette fille prend un nouveau chancre. Ce chancre, vu et traité à Saint-Lazare, se présentait avec une base *parfaitement molle* et *sans aucun retentissement ganglionnaire.*

pérament sanguin. — Cette fille a été retenue six fois à St-Lazare depuis 1855, pour des accidents vénériens, à savoir :

Mai 1855. — Vulvite, vaginite granuleuse, catarrhe utérin purulent.

Novembre 1855. — CHANCRE INDURÉ de la fosse naviculaire. — Adénopathie bi-inguinale à ganglions multiples, durs et indolents.

Février 1856. — *Plaques muqueuses* de la vulve et de l'anus. — Adénopathie inguinale persistante. — Adénopathie cervicale postérieure. — Alopécie.

Mars 1856. — Chancre simple, à base molle, de la petite lèvre gauche.

24 mai. — Angine ; ulcérations des amygdales et du voile du palais.

Sortie de Saint-Lazare le 11 juin.

Le 17 juin, cette fille rentre à St-Lazare, portant un chancre sur la fourchette, CHANCRE A BASE MOLLE, sans retentissement ganglionnaire. — Cautérisation. — (*La bouche, les organes génitaux, l'anus, examinés avec le plus grand soin, ne présentent pas la moindre trace d'autres accidents syphilitiques, à cette époque* (*).

Huit jours après (25 juin), développement de nouvelles papules muqueuses de la vulve. — Cautérisation. — Traitement mercuriel.

Sortie de Saint-Lazare le 1er juillet.

Ce fut dans le court intervalle de ses deux derniers séjours à Saint-Lazare (du 11 au 17 juin), que cette fille contracta un nouveau chancre et le communiqua à notre malade, dont voici l'histoire :

(*) La coïncidence d'accidents syphilitiques secondaires avec le nouveau chancre eût été certes une complication qui aurait pu jeter l'incertitude sur les conséquences doctrinales de cette observation et des suivantes. Je note donc d'une façon très formelle qu'elle ne s'est présentée dans aucun des faits relatés ici. — Les observations dans lesquelles elle s'est produite ont été sacrifiées.

Or, vers le 15 juin, cette fille accordait ses dangereuses faveurs au nommé R..., vierge jusqu'alors de tout accident syphilitique. R..., à cette époque, était absolument sain, et n'avait pas vu de de femmes depuis six semaines au moins. Le 18, un écoulement blennorrhagique se déclara ; deux ou trois jours après, il se manifesta sur la lèvre supérieure deux petites écorchures reposant sur une base dure et tuméfiée. Ces écorchures, *dont le malade ne dissimulait pas l'origine,* s'agrandirent rapidement, et quelques semaines après, nous pûmes constater deux chancres indurés de la

R... (Louis), âgé de 23 ans. — Constitution robuste ; tempérament sanguin.

Antécédents : Blennorrhagie en 1855. — Jamais de chancre.

Rapports avec la fille N... (Marie), le 15 juin. — *(Coït antérieur remontant à six semaines au moins ; — pas de coït consécutif.)*

Le 18 ou le 19 juin, début d'un écoulement urétral ; deux jours après, développement de deux petites ulcérations sur la lèvre supérieure, près de la ligne médiane ; ces ulcérations ne cessèrent de s'agrandir, et le malade remarqua qu'elles « prirent une grande *dureté* » en quelques jours. — Pas de traitement.

État actuel, 11 juillet : Double CHANCRE INDURÉ de la lèvre supérieure, reposant sur une base extrêmement dure, chondroïde. — (Rapports *ab ore* avoués par le malade). — Ces deux chancres sont situés parallèlement près de la ligne médiane ; celui de droite est de beaucoup le plus étendu.

Adénopathie sous-maxillaire du côté droit, datant d'une quinzaine de jours, au dire du malade, devenue douloureuse seulement depuis quelques jours. — Un ganglion dur et indolent dans la région sous-maxillaire gauche.

Blennorhagie simple. — Aucune induration sur le trajet de l'urètre. — Pas d'adénopathie inguinale.

Traitement : Cérat opiacé. — 1 pil. proto-iodure. — Cubèbe et injections astringentes.

Trois inoculations successives avec le pus des chancres labiaux ; triple résultat négatif.

21. — Les chancres sont en voie de réparation. — Le bubon sous-maxillaire droit a pris beaucoup de développement ; il est devenu très

lèvre, avec adénopathie sous-maxillaire spécifique. — En août, une syphilide papuleuse couvrit tout le corps. En septembre, apparurent des plaques muqueuses de l'anus et des orteils.

Ce premier cas nous frappa sans nous convaincre; car il présentait une particularité sur laquelle nous sommes encore bien loin d'être fixés : je veux parler du *siége* de l'accident sur la région céphalique, où vous savez que l'on n'a pas encore rencontré,

douloureux. — Légère rougeur de la peau dans cette région. — Cataplasmes.

28. — Résolution de l'adénite.

Du 2 au 8 août, développement d'une *roséole* érythémateuse, passant déjà sur quelques points à l'état papuleux. — Douleurs de tête vers le soir. — Éruption croûteuse du cuir chevelu. — Chancres cicatrisés. — 2 pil. de proto-iodure.

Le malade quitte volontairement l'hôpital. — Il rentre au Midi le 23 septembre, n'ayant fait aucun traitement depuis sa sortie.

État actuel, 23 septembre : Cicatrice indurée des deux chancres. — Adénopathie sous-maxillaire persistant des deux côtés.

Syphilide papuleuse. — *Plaques muqueuses* de l'anus. — *Plaques muqueuses* inter-digitales des pieds. — Alopécie. — Croûtes du cuir chevelu. — Adénopathie cervicale postérieure. — Je constate , de plus, un léger développement des ganglions inguinaux, constituant des pléiades indolentes; ganglions épitrochléens développés, durs et indolents. — Traitement mercuriel. — Lotions chlorurées. — Bains de vapeur.

Guérison rapide des plaques muqueuses. — Disparition de la syphilide dans la première quinzaine d'octobre.

Sorti de l'hôpital le 21 octobre.

—

OBS. 41*. — La fille J... (Marie), âgée de 23 ans, est entrée à plusieurs reprises à Saint-Lazare pour des accidents de syphilis constitutionnelle (syphilide papuleuse; plaques muqueuses multiples; adénopathie cervicale; alopécie presque complète; tête véritablement dénudée.)

Elle rentre de nouveau à l'infirmerie le 21 octobre. — (Constitution très forte; tempérament bilieux.)

L'on constate à cette date un CHANCRE A BASE MOLLE, siégeant au

d'une façon bien authentique, le véritable chancre simple. Mais d'autres faits succédèrent à celui-ci.

L'un des malades actuels de notre service porte un *chancre induré* du prépuce, chancre infectant *type*, escorté, comme toujours, de cette adénopathie si caractéristique dont je vous ai entretenus tant de fois et déjà suivi de manifestations générales. Il tient ce chancre d'une fille publique actuellement affectée d'un

milieu des caroncules du côté droit.— (*Pas la moindre trace d'autres accidents syphilitiques sur les organes génitaux, non plus que sur l'anus.*)
Cautérisation. — Charpie sèche.
Guérison rapide.

R... (Théodore), âgé de 19 ans. — Lymphatique.
Antécédents : Blennorrhagie simple en 1854. — Jamais de chancre.
Rapport avec la fille J... (Marie) dans les derniers jours d'octobre. — (*Coït antérieur remontant à deux mois. — Pas de coït consécutif.*)
Chancre développé à quelques jours d'intervalle. — Pour traitement, lotions à l'eau blanche et pilules de nature inconnue.
État actuel, 4 novembre : CHANCRE INDURÉ de l'anneau inférieur du prépuce. — Adénopathie bi-inguinale multiple, dure, indolente. — Traitement mercuriel.
Accidents consécutifs : En décembre, *roséole;* adénopathie cervicale postérieure; angine, érythème guttural.

—

OBS. 42*. — (Je ne donnerai que le résumé de cette observation, qui est complétement analogue au premier fait cité plus haut.)
A... (Geneviève), 20 ans. — Tempérament sanguin.
Cette fille a été traitée à plusieurs reprises à Saint-Lazare pour des accidents de *syphilis constitutionnelle.* (Syphilide polymorphe.—Plaques muqueuses ulcérées de la vulve, de la marge de l'anus, des amygdales et du voile du palais. — Pléiades inguinales. — Adénopathie cervicale postérieure. — Éruption croûteuse du cuir chevelu. — Alopécie.) — Elle rentre de nouveau à l'infirmerie le 23 octobre, portant un chancre de la fosse naviculaire, CHANCRE A BASE MOLLE, par excellence. (*Pas la moindre trace, à cette époque, d'autres accidents syphilitiques sur les organes*

chancre à base molle. Or, cette fille, antérieurement à ce dernier accident, avait été traitée, à plusieurs reprises pour des symptômes multiples de la vérole constitutionnelle la mieux accusée.

Ce second fait, exempt des particularités exceptionnelles du précédent, arrêta davantage notre attention. Il fut suivi bientôt d'autres cas analogues qui vinrent lui donner une pleine confirmation.

Je ne ferai que vous signaler un *chancre induré* de la lèvre, transmis par une femme syphilitique affectée d'un nouveau chancre à base molle. Cette troisième observation est absolument

génitaux, non plus qu'à la bouche.) — En janvier 1857, nouvelle manifestation de la diathèse préexistante. (Plaques muqueuses vulvaires, etc.)

A... (Louis), 21 ans. — Lymphatique.
Antécédents : Blennnorrhagie simple en 1852. — Jamais de chancre.
Rapports habituels avec la fille A... (Geneviève) depuis le mois de septembre. (Ce jeune homme n'a pas fréquenté d'autre femme depuis plusieurs mois.)
Chancre labial, dont l'origine remonterait au 20 octobre environ, d'après les souvenirs du malade (aveu des rapports *ab ore*). — Écoulement urétral datant de la même époque. — Nul traitement.
État actuel, 19 décembre : CHANCRE PARCHEMINÉ de la lèvre inférieure, près de la commissure droite. — Bubon sous-maxillaire droit, volumineux, indolent dans les premiers jours, mais devenu douloureux depuis une semaine. — Phimosis congénial d'une étroitesse extraordinaire ; écoulement purulent fourni par la muqueuse du prépuce et du gland ; impossibilité d'une exploration plus complète.
Inoculation négative pratiquée avec le pus du chancre labial.
Accidents consécutifs : Dans les derniers jours de décembre, *roséole* érythématheuse ; — adénopathie cervicale naissante.

—

OBS. 43*. — M... (Pierre), âgé de 21 ans. Constitution très robuste. Tempérament sanguin. — Aucun antécédent vénérien.

Ce jeune homme n'avait pas vu de femme depuis six mois, lorsqu'il eut des rapports avec la fille G... (Caroline), dans la dernière semaine

l'analogue de la première que je vous ai citée. — Je préfère appeler votre attention sur le fait suivant :

L'un des malades actuels du service n'avait pas vu de femmes depuis six mois, lorsqu'il eut des rapports dans les derniers jours d'octobre avec une fille publique. Il contracta un CHANCRE INDURÉ, origine d'une syphilis qui vient de se confirmer, dans ces derniers jours, par l'éruption d'une splendide *roséole*.

La fille dont il tenait la contagion fut arrêtée presque immédiatement : elle portait un large CHANCRE MOU de la fosse navicu-

d'octobre. — Quelques jours après, et sans coït consécutif, un chancre apparut sur le prépuce. — Aucun traitement.

État actuel, 10 novembre : CHANCRE PARCHEMINÉ type de la face muqueuse du prépuce, supérieurement. — Adénopathie bi-inguinale à ganglions multiples, durs, indolents. — Traitement mercuriel.

Accidents consécutifs : 23 décembre : *Roséole érythémateuse* confluente.

Plaques muqueuses des amygdales et du voile du palais. — Angine. — Éruption croûteuse du cuir chevelu. — Adénopathie cervicale postérieure. — Douleurs rhumatoïdes.

La fille G... (Caroline), 22 ans, lymphatique, de qui notre malade tenait la contagion, fut arrêtée le 4 novembre. Elle présentait un large CHANCRE A BASE MOLLE de la fosse naviculaire. — (*Nul autre accident syphilitique à cette époque.*)

Depuis janvier 1856, cette fille avait été envoyée trois fois à Saint-Lazare :

En janvier, elle avait été affectée de CHANCRES INDURÉS de la vulve, avec pléiades inguinales caractéristiques, suivis bientôt d'accidents constitutionnels. (Syphilide papulo-squameuse, plaques muqueuses de la vulve. — Alopécie, ganglions cervicaux.)

Depuis cette époque, elle était rentrée deux fois à Saint-Lazare, pour des chancres à base molle. A chaque séjour que fit cette fille à l'infirmerie de la prison, l'on constata l'influence persistante de la diathèse.

(J'apprends de plus, au moment où je corrige les épreuves de ce mémoire, que cette fille vient d'être envoyée une cinquième fois à Saint-Lazare pour de nouveaux accidents de syphilis constitutionnelle.)

laire. Or, d'après les renseignements très exacts que recueillit mon interne, cette fille avait été envoyée trois fois à Saint-Lazare depuis le mois de janvier 1856 : une première fois pour un CHANCRE INDURÉ type, suivi d'accidents constitutionnels bien caractérisés, et les deux fois suivantes pour des chancres simples. J'ajoute qu'à chacun des séjours qu'elle fit dans cet hôpital, l'on avait constaté, par des symptômes non équivoques, l'existence de l'infection syphilitique.

Vous le voyez, Messieurs, ces faits concordent entre eux et ne sauraient véritablement laisser de doute sur le caractère infectieux que peut présenter, en quelques circonstances, le chancre à base mólle, lorsqu'il est développé sur un sujet préalablement infecté.

Il semble donc démontré aujourd'hui, contrairement aux idées anciennes, qu'*un sujet vérolé contractant un nouveau chancre peut encore transmettre la vérole.*

Je n'ai pas besoin de vous dire que si ces faits se confirment par l'observation ultérieure, ils renversent complétement la doctrine qu'à tenté d'édifier notre laborieux élève, M. le docteur Clerc (1). »

(1) *Leçons sur le chancre,* p. 194 et suiv.

CINQUIÈME GROUPE.

TRANSMISSION DU CHANCRE INDURÉ DANS SON ESPÈCE SUR LES SUJETS VIERGES.

I

Obs. 44. — Triple contagion de chancres indurés.

La fille P... (Clémence), contracte un chancre vers la fin de janvier 1856. Elle le communique presque immédiatement à deux jeunes gens qui se partageaint ses faveurs, les nommés D... (Étienne) et V... (Auguste). — Le père de ce dernier, vieillard de 73 ans, a des rapports avec cette fille dans le courant de février ; il prend également un chancre.

J'ai pu obtenir des aveux complets de ces quatre malades et suivre sur chacun d'eux le développement de la maladie, comme il suit :

I. — P... (dite Clémence), 23 ans. — Constitution robuste. — Tempérament sanguin.

Première affection vénérienne, au dire de la malade.

Vers les derniers jours de janvier, cette fille reconnut l'existence d'un « *gros bouton dur et ulcéré* » siégeant sur la grande lèvre gauche. — Cette ulcération ne se cicatrisa que vers le milieu d'avril environ. — Quelque temps après l'apparition de ce bouton, de grosses glandes s'étaient manifestées dans l'aine gauche. — La malade ne s'est soumise à aucun traitement.

Je constate sur elle, dans le courant de mai :

Cicatrice brunâtre, arrondie, et véritablement spécifique, sur la face cutanée de la grande lèvre gauche. La base de cette cicatrice est encore doublée d'une induration très appréciable.

Adénopathie bi-inguinale, dure, multiple, indolente, peu caractérisée à droite, très bien formulée à gauche.

Plaques muqueuses des grandes et des petites lèvres.

Roséole érythémateuse, au déclin.

Adénopathie cervicale postérieure.

II. — D... R... (Étienne), 27 ans. — Constitution moyenne. — Sujet lymphatique.

Pas d'antécédent vénérien.

R... vivait avec la fille Clémence depuis trois semaines, sans avoir eu de rapports avec d'autre femme *depuis un mois,* lorsque, dans la première semaine de février, il s'aperçut d'une petite ulcération siégeant sur sa verge au niveau de la rainure glando-préputiale. — Il s'abstint de tout coït depuis cette époque. L'ulcération grandit en restant indolente.

Le malade ne se présenta qu'en mars à la consultation du Midi, où je constatai, avec M. Ricord, l'état suivant :

Chancre induré type de la rainure glando-préputiale.

Adénopathie bi-inguinale, multiple, dure, indolente, bien caractérisée dans les deux aines.

Un traitement mercuriel fut immédiatement prescrit. Mais le malade ne s'y soumit que pendant quelques semaines.

Le 23 mai, il entra au Midi dans l'état suivant :

Cicatrice indurée du chancre. — Adénopathie bi-inguinale persistante.

Roséole papuleuse confluente, datant de quelques semaines.

Céphalée.

Éruption croûteuse du cuir chevelu. — Alopécie. — Adénopathie bi-cervicale. — Plaques muqueuses gutturales.

Le traitement mercuriel fut suivi, sans nouvel accident, du 24 mai au 10 août.

Depuis cette époque, je revis le malade à plusieurs reprises à la consultation du Midi, et je constatai sur lui successivement : en septembre, plaques muqueuses labiales ; — en octobre, plaques muqueuses labiales et linguales ; — enfin, en décembre, syphilide ecthymateuse.

II. — V... (Auguste), 20 ans. — Lymphatique.

Blennorrhagie en 1855, sans accident.

Rapports avec la fille Clémence dans la dernière semaine de janvier. Coït antérieur datant du 1er janvier. — Pas de coït consécutif.

Chancre reconnu par le malade dans les premiers jours de février. — Pour traitement, quelques lotions d'eau de guimauve.

En mars, traitement mercuriel prescrit par M. Ricord à la consultation. — En mai, état actuel : Cicatrice indurée du chancre, sur la rainure glando-préputiale. — Adénopathie bi-inguinale, multiple, dure et indolente.

Syphilide papuleuse, dont le début remonte à un mois.

Plaques muqueuses buccales confluentes, datant de cinq semaines.

Alopécie. — Adénopathie cervicale postérieure.

Angine. — Céphalée.

Traitement mercuriel. — Guérison rapide des accidents.

Pas d'accident nouveau jusqu'à la date du 25 août.

III. — V..., âgé de 73 ANS, — (père du malade précédent).

V... eut un seul rapport en février avec la maîtresse de son fils. (Coït antérieur remontant à *plusieurs années.*)

Quelques jours après apparurent de nombreux boutons sur la face inférieure du fourreau de la verge. Ces boutons se recouvrirent de croûtes à plusieurs reprises, en tardant beaucoup à se cicatriser.

Dans le courant d'avril, éruption cutanée généralisée; angine; céphalée; violente inflammation oculaire. — Pas de traitement.

Je vis le malade dans le cours de mai, seulement, et je constatai l'état suivant :

Perte absolue des forces ; prostration. — Intelligence très nette.

Chancres parcheminés du fourreau (face inférieure), en voie de cicatrisation. Base nettement indurée.

Quelques ganglions petits, durs et indolents dans les aines ; je remarque toutefois que l'adénopathie est *faiblement accusée.*

Roséole papuleuse confluente du tronc et des membres.

Plaques muqueuses des bourses.

Plaques muqueuses des amygdales. — Angine violente.

Éruption ecthymateuse du cuir chevelu. — Alopécie *par bouquets* des parties de la tête que l'âge a respectées.

Pas d'adénopathie cervicale.

Ophthalmie violente. — Globes oculaires très rouges, très vascularisés. — Vue presque abolie. — (Le malade est dans un tel état de souffrance, que je ne puis prolonger cet examen.)

Mort dans le mois suivant.

—

OBS. 45. — TRIPLE CONTAGION DE CHANCRES INDURÉS.

La fille P...., âgée de 19 ans, lymphatique, contracte en novembre 1855 deux CHANCRES A BASE INDURÉE, siégeant près de la fourchette. Ces chancres s'accompagnent à quelques jours d'intervalle d'une adénopathie bi-inguinale dure, multiple et indolente. — Pas de traitement sérieux.

Les chancres se cicatrisèrent très lentement, cette fille n'ayant point interrompu sa vie de débauche.

En décembre, *roséole* érythémateuse.

15 janvier. Chancres persistants (période d'état). — Adénopathie bi-inguinale spécifique. — *Plaques muqueuses* gutturales. — Alopécie.

En février, chancres toujours persistants, mais en voie de réparation. — *Plaques muqueuses* labiales. — *Plaques muqueuses* de la vulve.
En mai, chorée.

(Obs. comm. par M. Poisson, interne des hôpitaux.)

II. — R... (Émile), 24 ans. — Tempérament bilieux. — Constitution moyenne.

Antécédents vénériens : En 1851, plusieurs chancres, avec bubon suppuré, traités par M. Ricord comme *chancres simples*, c'est-à-dire sans médication mercurielle. — Nul accident consécutif.

Ce jeune homme vivait depuis plusieurs mois avec la fille P... *sans avoir de rapports avec d'autres femmes,* lorsqu'il contracta un chancre et une blennorrhagie en décembre 1855. — Ce chancre fut d'abord traité comme INDURÉ par M. Clerc, *qui prescrivit la médication mercurielle;* — puis en janvier par M. Ricord, qui ordonna la continuation du même traitement.

Je vis le malade seulement à la date du 8 avril, époque à laquelle je constatai l'état suivant :

Cicatrice du chancre, sans induration. — Adénopathie bi-inguinale multiple, dure et indolente.

Roséole papuleuse, datant de plusieurs semaines.

Plaques muqueuse des lèvres. — Angine. — Balano-posthite secondaire.

Éruption croûteuse du cuir chevelu. — Adénopathie cervicale postérieure.

Traitement mercuriel suivi jusque vers les premiers jours de mai. — A la fin du même mois, apparition de *plaques muqueuses confluentes à l'anus.*

Le 25 et le 26 janvier, la fille P... eut de nouveaux rapports avec les nommés F... et V..., qui, à cette époque, n'avaient pas vu de femmes, l'un depuis six semaines, et l'autre depuis deux mois et demi. L'un et l'autre contractèrent des chancres. Voici leur histoire en quelques mots :

III. — F..., 18 ans; — constitution robuste.
Aucun accident vénérien antérieur.
Rapport avec la fille P... le 25 janvier. — Pas de coït consécutif. — Le 30, M. Puche constate l'existence de plusieurs chancres *à base résistante,* siégeant sur le prépuce et le gland. Dans les jours qui suivent, l'induration de la base se formule davantage, et les pléiades inguinales se déclarent.

Le malade entre dans le service de M. Ricord le 22 avril.

État actuel : Trois chancres indurés en voie de réparation. — Adénopathie bi-inguinale spécifique.

Plaques muqueuses amygdaliennes. — Angine.

Syphilide papuleuse. — Papules granulées des ailes du nez. — Céphalée nocturne. — Douleurs rhumatoïdes. — Alopécie.

Traitement mercuriel. — (Le malade quitte prématurément l'hôpital.)

En août : Plaques muqueuses confluentes du fourreau de la verge et du scrotum. — Plaques muqueuses hypertrophiques de l'anus.

Plaques muqueuses confluentes des lèvres, de la langue et de l'isthme du gosier. — Angine. — Éruption croûteuse du cuir chevelu, confluente. Adénopathie cervicale très caractérisée.

IV. — V... (Victor), 20 ans. — Lymphatique.— Constitution très chétive.

Blennorrhagie il y a deux ans, sans accident.

Rapport avec la fille P... le 26 janvier.—Apparition de deux chancres à quelques jours d'intervalle. — Pas de coït consécutif.

Ces chancres furent d'abord traités par M. Puche, qui prescrivit le traitement mercuriel. Je ne vis le malade que quelques jours après M. Puche, à la consultation, et je constatai l'état suivant :

Chancres indurés de la rainure glando-préputiale. — Adénopathie bi-inguinale dure, indolente, multiple.

Le 16 avril, *roséole érythémateuse* confluente.

12 mai. *Plaques muqueuses* buccales. — Adénopathie cervicale postérieure. — Céphalée. — Douleur sous-sternale.

—

Obs. 46 *. — Double contagion de chancres indurés.

J..., 23 ans. Sujet robuste, sanguin.

Aucun antécédent vénérien.

Rapports le 16 août avec la fille J... (Marie). — (Coït antérieur remontant à un mois.)—Chancre reconnu vers le 25 août.— Aucun traitement.

État actuel, 9 septembre : Chancre induré type de la rainure, ligne médiane et supérieurement. — Adénopathie bi-inguinale multiple, dure, indolente. — Traitement mercuriel.

Accidents consécutifs : En octobre, *roséole.* — En novembre, *plaques muqueuses* buccales.

G..., 25 ans. Lymphatique.

Antécédents : Chancres en 1854, avec adénite aiguë. — Pas de traitement mercuriel ; aucun accident consécutif.

Rapports le 20 août avec la fille J... (Marie). — (Coït antérieur remontant à quatre semaines ; pas de coït consécutif.) — Chancres reconnus le 26.

État actuel, 5 septembre : Double CHANCRE INDURÉ, l'un de la rainure, l'autre du frein. — Adénopathie bi-inguinale spécifique, bien caractérisée à gauche. — Traitement mercuriel.

Accidents consécutifs : En décembre, *plaques muqueuses* gutturales ; alopécie ; croûtes du cuir chevelu ; adénopathie cervicale postérieure.

J... (Marie), 25 ans. Tempérament sanguin.

Antécédents : Chancre simple en 1854. — Nul accident consécutif.

État actuel, 26 août (St-Lazare) : Large CHANCRE INDURÉ de la vulve, à base très résistante, datant d'une quinzaine, au dire de la malade. — Adénopathie inguinale à ganglions multiples, durs et indolents. — Cautérisation. — Traitement mercuriel.

Accidents consécutifs : Syphilide érythémateuse générale.

—

OBS. 47. — J..., 21 ans. — Sujet très robuste, sanguin.
Aucun antécédent vénérien.

Rapports avec la fille Louise vers le 15 octobre. (Coït antérieur remontant au moins à deux mois ; pas de coït consécutif.) — Chancre développé dès le 21. — Aucun traitement.

État actuel, 29 novembre : CHANCRE INDURÉ du fourreau, en voie de réparation. Adénopathie bi-inguinale spécifique. — *Roséole ; plaques muqueuses* du scrotum ; éruption croûteuse du cuir chevelu ; adénopathie cervicale.

Louise, 17 ans. — Constitution faible, tempérament lymphatique.
Première affection vénérienne.

État actuel, 29 novembre : Large CICATRICE INDURÉE siégeant sur le clitoris (l'ulcération antérieure remonterait à deux mois, au dire de la malade). — Adénopathie bi-inguinale, multiple, dure, indolente. — *Plaques muqueuses* de la vulve. — *Céphalée.* — Adénopathie cervicale.

—

OBS. 48. — L..., 25 ans ; lymphatique.
Aucun antécédent vénérien.

Ce jeune homme vivait depuis six mois avec la fille P... (Véronique), sans avoir de rapports avec d'autres femmes, lorsqu'il fut affecté de plusieurs chancres de la verge dans les premiers jours d'août. — Nul traitement.

État actuel, 25 novembre : CHANCRES INDURÉS de la rainure, en voie

de réparation très avancée. — Adénopathie bi-inguinale, multiple, dure
et indolente.

Syphilide papuleuse confluente ; *plaques muqueuses* amygdaliennes ;
adénopathie cervicale et mastoïdienne. Céphalée nocturne ; douleurs rhumatoïdes.

P... (Véronique), 19 ans ; lymphatique.
Première affection vénérienne.
État actuel, 26 novembre.; CHANCRE INDURÉ, en voie de réparation,
siégeant sur la grande lèvre gauche. Ce chancre daterait de plus de quatre
mois d'après l'aveu de la malade. — Adénopathie inguinale gauche spécifique.

Roséole érythémateuse au déclin ; *papules muqueuses* de la langue et
de l'isthme du gosier ; alopécie ; adénopathie cervicale.

—

OBS. 49. — R...; 32 ans. Constitution robuste ; sujet bilieux.
Antécédents : En 1846, *chancres simples,* traités par M. Ricord, sans
médication mercurielle. — Nul accident consécutif.

En 1855, nouveaux *chancres simples*, accompagnés d'une *adénite suppurée*. Traitement au Midi dans le service de M. Ricord (vin aromatique, cataplasmes). — Nul accident consécutif.

Rapport le 2 février avec la fille Annette. (Coït antérieur remontant au
1er janvier ; pas de coït consécutif.) — Chancres reconnus par le malade
dès le 8 février.

15 février (consultation du Midi). CHANCRE INDURÉ du frein. —Adénopathie bi-inguinale multiple, dure, indolente. — Traitement mercuriel.

22 avril. Le traitement n'a été qu'incomplétement suivi. — *Roséole*
— Éruption croûteuse du cuir chevelu ; chute des cheveux ; adénopathie
cervicale postérieure. — Céphalée.

Annette C..., 35 ans. Constitution extrêmement robuste.
Premier accident vénérien.
État actuel, 12 février : CHANCRE PARCHEMINÉ de la petite lèvre gauche, en voie de réparation ; chancre du col. — Adénopathie inguinale,
multiple, dure, indolente, très caractérisée. — Écoulement vaginal
abondant. — Traitement mercuriel.

7 mars. Angine érythémateuse.

2 mai. *Plaques muqueuses* de la vulve. — Céphalée. — Chute des
cheveux ; angine persistante. — Rougeur du pharynx sans ulcérations.

N. B. Un ami de notre malade avait eu des rapports, le 2 février, avec la même femme; il ne contracta qu'une blennorrhagie, qui ne fut suivie d'aucun accident.

Obs. 50. — C..., 18 ans. Sujet débile, anémié.

Aucun antécédent vénérien. — Ce jeune homme n'a jamais eu de rapports avec d'autre femme que la nommée J... (Marie).

Chancre actuel datant des premiers jours de novembre.

État actuel, 2 décembre : CHANCRE PARCHEMINÉ du fourreau. — Pléiades inguinales, dures et indolentes.

Accidents consécutifs : 30 décembre; *roséole*. — Adénopathie mastoïdienne et cervicale; quelques croûtes du cuir chevelu.

J. (Marie), 19 ans. Constitution assez forte; tempérament nervoso-sanguin.

Pas d'antécédent vénérien.

État actuel, 8 novembre (Lourcine) : CHANCRE INDURÉ de la fourchette, datant de quelques jours. — Adénopathie bi-inguinale spécifique, en voie de développement.

Accidents consécutifs : En décembre, douleurs erratiques, étourdissements, céphalée, malaise général, insomnie. — Puis, éruption d'une *roséole papuleuse;* alopécie. — Érythème guttural (1).

Obs. 51. — C..., 28 ans; sujet robuste, sanguin.

Antécédents : Chancres en 1848. — Pas de traitement mercuriel; aucun accident consécutif.

Marié, et n'ayant eu commerce qu'avec sa femme depuis plusieurs années.

Chancres développés dans les derniers jours de novembre. — Aucun traitement.

État actuel, 9 décembre : CHANCRE INDURÉ de la rainure (induration chondroïde); CHANCRE PARCHEMINÉ de la face muqueuse du prépuce. — Pléiades inguinales. — Traitement mercuriel.

30 décembre : *Roséole.*—*Plaques muqueuses* des commissures labiales.

Je vis en décembre la femme de ce malade (22 ans, lymphatique). Elle niait tout antécédent vénérien; en 1851, abcès de la vulve.

État actuel, 16 décembre : CHANCRE INDURÉ du sillon compris entre les deux lèvres, à gauche, datant de trois semaines, au dire de la ma-

---

(1) Cette femme fut examinée par M. V. Poisson, à l'hôpital de Lourcine.

lade. — Adénopathie inguinale gauche, à ganglions multiples et indolents.

29 décembre : *Roséole; plaques muqueuses* de la vulve; légère chute des cheveux.

—

OBS. 52. — B..., 23 ans ; sujet lymphatique; constitution faible..
Aucun antécédent vénérien.

Ce jeune homme vivait avec la fille F... depuis six mois, sans avoir de rapports avec aucune autre femme, lorsqu'il fut affecté de chancres dans premiers jours de février. — Aucun traitement.

État actuel, 11 mars : Deux CHANCRES PARCHEMINÉS du fourreau. — Adénopathie bi-inguinale, multiple, dure et indolente. — Traitement mercuriel et ferrugineux.

Accidents consécutifs, 23 mars : *Roséole.*

3 avril : Nouvelle éruption à type papuleux (*syphilide papuleuse*). — Angine et céphalée datant de quelques jours.

La fille F..., de qui notre malade tenait la contagion, fut visitée à la même époque par M. Ravin, interne de Lourcine, qui constata sur elle les symptômes suivants : Trois CHANCRES INDURÉS, deux sur la petite lèvre gauche, le troisième sur la fourchette. — *Roséole ; pharyngite érythémateuse ; alopécie.*

—

OBS. 53*. — H..., 28 ans. Constitution très forte. — Tempérament sanguin. — Sujet adonné aux excès alcooliques.
Pas d'antécédent vénérien.

Rapports avec la fille V... (Virginie) dans la première quinzaine de mai. (Coït antérieur remontant à trois mois ; pas de coït consécutif.)

Chancre développé du 15 au 20 mai. — Nul traitement.

État actuel, 11 juillet : Large chancre du fourreau, à BASE PARCHEMINÉE, à tendance phagédénique. — Adénopathie bi-inguinale, à ganglions multiples, durs et indolents.

Accidents consécutifs : Septembre, *plaques muqueuses* buccales. — Adénopathie cervicale postérieure.

Décembre 1857, *rupia* de la cuisse, à marche envahissante.

V... (Virginie), 18 ans. Constitution moyenne.

État actuel, 16 juillet 1856 : CHANCRE INDURÉ de la rainure qui sépare les deux lèvres, en voie de réparation très avancée. — Induration énorme, cartilagineuse. — Ce chancre daterait de trois mois, d'après les assertions très précises de la malade ; il aurait présenté, dès le début, une grande dureté. Adénopathie inguinale gauche, à ganglions multiples, durs et indolents.

Plaques muqueuses confluentes de la vulve. — Éruption croûteuse du cuir chevelu. — Adénopathie cervicale postérieure du côté gauche.

—

Obs. 54 (1). — G..., 31 ans ; robuste, sanguin.

Antécédents : Trois blennorrhagies, la dernière en 1848. — Aucun accident consécutif.

Marié depuis quatre mois, et n'ayant eu de rapports qu'avec sa femme, G... fut affecté d'un chancre en juillet 1856. Ce chancre s'indura, s'accompagna des pléiades spécifiques, et fut suivi des accidents propres à l'infection constitutionnelle : *roséole; plaques muqueuses* gutturales ; adénopathie mastoïdienne et cervicale postérieure.

La femme de ce malade fut visitée par M. Ricord quelques jours après le mari. Elle avouait une infidélité dans les premiers jours de juillet. — Cette femme portait deux chancres indurés de la vulve, accompagnés de pléiades inguinales ; à quelques mois d'intervalle, elle fut affectée de *roséole*, d'ulcérations gutturales et anales, d'alopécie, etc.

—

Obs. 55. — H..., 25 ans, tempérament lymphatique ; constitution médiocre.

Antécédents : Végétations en 1849. — Nul autre accident.

Marié en juillet 1356, M. H... avait eu des rapports, une semaine avant le jour de ses noces, avec une fille publique ; deux ou trois jours avant son mariage, il s'était manifesté sur le fourreau un petit bouton que le malade ne considéra qu'au titre d'une écorchure insignifiante. Quoique ce bouton se fût agrandi, M. H... ne s'abstint pas de rapports avec sa femme. Dans les jours qui suivirent, l'ulcération continua à se développer, et lorsque le malade vint consulter M. Ricord, il portait un large chancre parcheminé du fourreau, accompagné de pléiades inguinales spécifiques. — Traitement mercuriel.

Dans les mois suivants, *roséole ; papules ulcérées* des lèvres et de la langue ; adénopathie cervicale.

La jeune mariée fut également visitée par M. Ricord, qui reconnut sur elle un chancre induré de la grande lèvre droite, et, de plus, une adénopathie inguinale droite spécifique.

—

(1) Cette observation et les deux suivantes m'ont été communiquées par M. Ricord.

Accidents consécutifs : *Roséole;* érythème guttural, quelques papules furfuracées sur le tronc ; alopécie ; adénopathie cervicale.

—

Obs. 56. — P..., 35 ans ; tempérament sanguin. — Aucun antécédent vénérien.

Marié depuis dix ans, il n'avait eu de rapports qu'avec sa femme depuis cette époque, lorsqu'il fut affecté de chancres en janvier 1856.

État actuel, janvier 1856 : Chancre induré de la rainure, à droite. — Adénopathie inguinale droite, multiple, dure et indolente. — Traitement mercuriel.

Accidents consécutifs : *Roséole; plaques muqueuses* des amygdales. — *Iritis.*

Visitée à la même époque, la femme de ce malade (29 ans, tempérament lymphatique), portait un chancre parcheminé de la fourchette, en voie de réparation, avec une double adénopathie inguinale spécifique. — Cette femme avouait une infidélité récente.

Accidents consécutifs : *Syphilide papuleuse;* angine ; *plaques muqueuses* amygdaliennes ; bubon cervical.

—

Obs. 57. — C..., 24 ans. Lymphatique.

Antécédents : Chancre simple en 1854, traité par M. Puche. Pas de médication mercurielle. — Aucun accident consécutif. — Blennorrhagie en juin 1856.

Rapports habituels avec la fille B... (Héloïse). Pas de rapports avec d'autre femme depuis juin.

Chancre actuel datant du mois d'août. — Aucun traitement.

État actuel, 30 septembre : Chancre induré type de la face muqueuse du prépuce (période de réparation). — Pléiades inguinales spécifiques, très caractérisées.

Syphilide papuleuse, prenant la forme impétigineuse au niveau des narines et du sillon naso-buccal. — Éruption croûteuse du cuir chevelu. — Adénopathie cervicale et sous-occipitale. — Angine ; érythème guttural ; enrouement depuis quelques jours.

Traitement mercuriel. — Cicatrisation du chancre et disparition de la syphilide vers les derniers jours d'octobre.

B... (Héloïse), 22 ans. Constitution robuste.

Pas d'antécédent vénérien.

Cette fille, d'après les renseignements que j'ai pu obtenir, fut traitée en août, dans un hôpital de Paris, pour un CHANCRE INDURÉ ; puis pour une *syphilide papuleuse* et des ulcérations buccales.

Je la vis le 3 octobre, et je reconnus sur elle une cicatrice encore indurée de la grande lèvre, avec adénopathie inguinale du côté correspondant ; — de plus, syphilide papuleuse générale ; *psoriasis palmaire* ; *papules muqueuses* de la vulve, de l'anus, des amygdales et de la langue. — Adénopathie cervicale postérieure.

OBS. 58. — L..., 32 ans ; constitution médiocre ; sujet lymphatique.— Pas d'antécédents vénériens.

Cet homme vivait avec la fille L... (Marie), depuis cinq à six mois, sans avoir de rapports avec aucune autre femme, lorsqu'il fut affecté d'un chancre dans les premiers jours d'août.

État actuel, 8 août : CHANCRE INDURÉ du prépuce ; adénopathie inguinale, en voie de développement, bien caractérisée du 15 au 20 août.

Accidents consécutifs : *Syphilide papuleuse* en octobre ; en décembre 1856 et janvier 1857, *plaques muqueuses* des lèvres et de la gorge ; croûtes du cuir chevelu ; adénopathie cervicale postérieure.

L... (Marie), 28 ans ; constitution très robuste.

Pas d'antécédent vénérien.

État actuel, 9 août : CHANCRE INDURÉ de la grande lèvre droite, en voie de réparation, datant de trois à quatre semaines, au dire de la malade. — Adénopathie inguinale droite, multiple et indolente.

Accidents consécutifs : *Roséole* ; *plaques muqueuses* de la vulve et de l'anus ; angine ; érythème guttural ; alopécie ; adénopathie cervicale.

OBS. 59. — S..., 32 ans ; sujet très robuste, sanguin.

Antécédents : Chancres simples, avec adénite suppurée en 1851. — Guérison au Midi (service de M. Ricord), sans traitement mercuriel. — Aucun accident consécutif.

Marié et n'ayant eu de rapports qu'avec sa femme, S... fut affecté de chancre en juin 1856.

État actuel, 17 juin : CHANCRE INDURÉ du prépuce, datant de dix jours. — Adénopathie bi-inguinale multiple, dure et indolente. — Traitement mercuriel.

Accidents consécutifs, septembre et octobre : *Plaques muqueuses* de la luette et des piliers. — Adénopathie cervicale postérieure ; alopécie.

S... (Marie), 26 ans ; lymphatique ; femme du malade précédent. — Pas d'antécédents vénériens.

État actuel, 19 juin : CHANCRE INDURÉ de la vulve, datant de trois à quatre semaines. — Adénopathie inguinale spécifique. — Trait. mercuriel.

Accidents consécutifs, fin d'août : *Plaques muqueuses* vulvaires. — Céphalée.

—

OBS. 60. — G... (Annette), âgée de 20 ans. Lymphatique.

Antécédents : Vaginite et ulcération du col en avril 1856.

Chancres contractés dans la dernière quinzaine d'octobre. — Aucun traitement.

État actuel, 2 décembre (Lourcine) : CHANCRE INDURÉ de la grande lèvre gauche, en voie de réparation. — Adénopathie inguinale gauche spécifique. — CHANCRE DE LA GENCIVE, *à base cartilagineuse* (rapports *ab ore* avoués par la malade). — Engorgement dur et indolent des ganglions situés à la partie antérieure du sterno-mastoïdien, et spécialement de celui qui se trouve immédiatement derrière l'angle de la mâchoire. — Le chancre buccal remonterait exactement à la même époque que le chancre de la vulve, d'après le dire de la malade.

Roséole papuleuse lenticulaire, de teinte cuivrée. — Éruption croûteuse du cuir chevelu. — Adénopathie cervicale postérieure (1).

T..., 19 ans. Sujet débile, lymphatique.

Aucun antécédent vénérien.

Ce jeune homme eut des rapports avec la fille G... (Annette) dans la première quinzaine de novembre. (Coït antérieur remontant à plusieurs mois ; pas de coït consécutif.) — Chancres actuels datant du 10 au 15 novembre.

État actuel, 5 décembre : Double CHANCRE INDURÉ de la rainure. — Pléiades inguinales bien caractérisées. — Traitement mercuriel.

Janvier 1857 : Roséole érythémateuse. — Adénopathie cervicale postérieure ; quelques croûtes du cuir chevelu.

—

OBS. 61. — B..., 21 ans ; sujet robuste.

Antécédents : Blennorrhagie en 1855.

Chancre actuel datant des premiers jours de décembre. A cette époque, ce jeune homme vivait avec la fille G... (Denise), sans avoir eu de rapports avec d'autres femmes depuis trois mois.

État actuel, 23 décembre : Double CHANCRE INDURÉ de la rainure

---

(1) Résumé d'une très longue et très intéressante observation, encore inédite, de mon collègue et ami V. Poisson, interne de Lourcine.

glando-préputiale (induration ligneuse). Pléiades inguinales spécifiques. — Traitement mercuriel.

Accidents consécutifs, janvier 1857 : *Roséole.* — Douleurs nocturnes dans les membres. Croûtes du cuir chevelu. — Adénopathie cervicale.

G... (Denise), 20 ans ; lymphatique.

Pas d'antécédent vénérien. Chancre actuel datant de novembre.

Examinée à Lourcine, dans le courant de décembre par mon collègue V. Poisson, cette fille présenta les symptômes suivants :

Chancre induré de la grande lèvre droite. — Adénopathie inguinale droite spécifique. — *Plaques muqueuses* de la vulve. — Adénopathie cervicale.

Obs. 62. — V..., 41 ans. Sujet très robuste.

Pas d'antécédent vénérien.

Marié depuis plusieurs années, il n'a jamais eu de rapports qu'avec sa femme qui tient, dit-il, la maladie d'un nourrisson.

État actuel, 25 janvier : Chancre parcheminé type du fourreau. — Pléiades inguinales spécifiques.

Traitement mercuriel, très irrégulièrement suivi par le malade.

Accidents consécutifs : *Roséole, plaques muqueuses* labiales et amygdaliennes ; *iritis.* — Céphalée nocturne. — Alopécie ; croûtes impétigineuses du cuir chevelu ; adénopathie cervicale postérieure.

La femme de ce malade (31 ans ; constitution robuste) nie toute infidélité à son mari ; elle prétend qu'elle a été infectée par un nourrisson (1). — Aucune lésion sur les seins ; pas d'adénopathie axillaire. — Elle ne consent qu'à grand'peine à un examen (28 janvier), qui me permet de constater :

Un chancre induré type à la vulve, siégeant dans le sillon qui sépare les deux lèvres, côté gauche ; — une adénopathie inguinale gauche, à ganglions multiples, durs et indolents.

Traitement mercuriel.

Accidents consécutifs : *Roséole, plaques muqueuses* labiales et amygdaliennes ; *alopécie* générale ; crâne presque entièrement dénudé ; adé-

(1) Je n'ai pu obtenir d'aveu ni de cette femme ni de son mari. Tous deux persistèrent dans une négation complète. Cette fraude grossière leur avait servi, d'après quelques renseignements qui nous parvinrent indirectement, à extorquer d'assez fortes sommes des parents du nourrisson accusé d'avoir transmis le germe de la maladie.

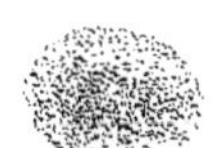

nopathie cervicale postérieure ; *papules muqueuses* anales ; — nouvelles plaques amygdaliennes, angine.

—

Obs. 63. — J..., 29 ans ; sujet très robuste. — Pas d'antécédent vénérien.

Rapports avec la fille M... dans la première quinzaine de décembre 1855. (Coït antérieur remontant à plusieurs mois ; pas de coït consécutif.) — Chancre développé vers le 15 décembre. — Nul traitement.

Chancre induré, constaté par M. Puche, à la consultation du Midi. — Pléiades inguinales spécifiques. — Traitement mercuriel.

Accidents consécutifs : En mars, *roséole.*

En juillet, *syphilide herpétiforme,* remarquablement cerclée. — Adénopathie cervicale. — Alopécie.

En octobre et novembre, *plaques muqueuses* labiales, linguales et amygdaliennes.

Je ne vis la fille M... qu'en mars 1856. Elle présentait une CICATRICE INDURÉE, chondroïde, sur la grande lèvre gauche ; cette cicatrice avait succédé à une ulcération dont la malade rapportait l'origine à trois mois et demi. — De plus, adénopathie inguinale à ganglions multiples, indolents, peu développés. — *Plaques muqueuses* vulvaires ; *syphilide érythémateuse,* passant à l'état papuleux.

—

Obs. 64. — H..., 24 ans. Sujet très robuste, sanguin.

Antécédents : Plusieurs blennorrhagies, la dernière en 1855, sans accident.

Ce jeune homme vivait depuis trois mois et demi avec la fille C..., sans avoir de rapports avec d'autres femmes, lorsqu'il fut affecté de chancres dans les derniers jours d'août.

État actuel, 5 novembre : Chancre induré du méat urinaire (période d'augment ; induration véritablement ligneuse). — Lymphangite dorsale indurée. — Adénopathie inguinale spécifique, déjà bien caractérisée.

Inoculation négative avec le pus du chancre.

Traitement mercuriel.

Accidents consécutifs : *Roséole* érythémateuse. — Croûtes du cuir chevelu ; adénopathie cervicale. — *Plaques muqueuses* gutturales et labiales ; angine.

Je visitai le 8 septembre la fille C... (22 ans, constitution faible, tempérament lymphatique. Pas d'antécédent vénérien.) — Je constatai sur elle un large *chancre du col utérin.* — Les ganglions des deux aines

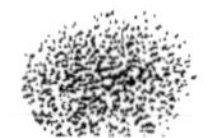

étaient engorgés, durs, légèrement douloureux, *quoique la vulve fût très saine.* — Je ne pus par le toucher constater d'une façon suffisante l'état de la base du chancre utérin, et je différai le traitement.

5 octobre : *Roséole* érythémateuse. — Traitement mercuriel.

Novembre : angine et *plaques muqueuses* gutturales ; *plaques muqueuses* de la vulve.

———

OBS. 65. — M..., 32 ans. Robuste et sanguin. — Pas d'antécédent vénérien.

Ce malade vivait avec la fille B... depuis quatre mois, sans avoir de rapports avec d'autres femmes, lorsqu'il fut affecté de chancres vers le 15 juillet. — M. Ricord le vit à cette époque, et ordonna le traitement mercuriel.

État actuel, 28 août : Trois CHANCRES INDURÉS du prépuce et de la rainure, avec double adénopathie inguinale, à ganglions multiples, durs et indolents.

Forcé d'interrompre à plusieurs reprises le traitement mercuriel, M... éprouva des accidents généraux dans les mois suivants, à savoir : En septembre, *roséole* ; en octobre et novembre, *plaques muqueuses* gutturales, labiales, linguales, etc...

Je visitai le 28 août la fille B..., de qui le malade précédent tenait la contagion. — Cette fille, âgée de 20 ans, lymphatique, n'avait jamais été atteinte d'aucune affection vénérienne. — Dans les premiers jours de juillet, elle portait à la vulve plusieurs boutons pour lesquels elle alla consulter un médecin de Lourcine, qui prescrivit un traitement mercuriel. Ce traitement ne fut pas suivi.

Je constate, le 28 août, l'existence d'un CHANCRE INDURÉ, en voie de de réparation très avancée, siégeant sur la grande lèvre droite ; de plus je retrouve, sur les grandes lèvres, deux cicatrices encore récentes, *à base extrêmement dure.* — Pléiades inguinales bien caractérisées. — *Plaques muqueuses* de la vulve, naissantes. *Plaques muqueuses* de l'anus.

En octobre, angine ; plaques opalines du gosier et de la langue.

———

OBS. 66. — C..., 18 ans. Lymphatique.
Pas d'antécédent vénérien.

Ce jeune homme vivait depuis deux mois avec la fille J... (Émilie), sans avoir de rapports avec d'autre femme, lorsqu'il fut affecté de chancres dans les derniers jours de juin. — Traitement mercuriel prescrit dès le début à la consultation du Midi.

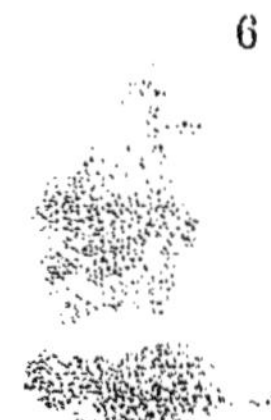

Le malade n'entre à l'hôpital que le 1er août. — État actuel : CHANCRE INDURÉ du frein (période de réparation); CHANCRE PARCHEMINÉ du fourreau, à forme ecthymateuse. — Pléiades inguinales, à ganglions durs et indolents.

Accidents consécutifs : En décembre, *syphilide ecthymateuse*. — Adénopathie cervicale. — Alopécie.

J... (Émilie), 17 ans. Lymphatique.

Premier accident vénérien. — En juin 1856, apparition de plusieurs boutons sur la face interne des grandes lèvres ; ces boutons étaient très durs, au dire de la malade. — Aucun traitement.

État actuel, 24 juillet : Deux CHANCRES *franchement* INDURÉS en voie de réparation sur les grandes lèvres ; autre chancre sur les petites lèvres, présentant une *induration parcheminée* des plus nettes. — Adénopathie bi-inguinale, multiple, dure et indolente.

Accidents consécutifs, septembre : *Roséole; plaques muqueuses gutturales.* — Adénopathie cervicale.

—

OBS. 67. — L..., 23 ans. Sujet lymphatique. — Constitution médiocre.

Antécédents : Blennorrhagie en 1855.

Ce jeune homme vivait avec la fille D... (Marie) depuis plusieurs mois, sans avoir de rapports avec d'autres femmes, lorsqu'il fut affecté d'un chancre dans les derniers jours de mai. — Pas de traitement.

État actuel, 8 juillet : CHANCRE PARCHEMINÉ du fourreau, à tendance phagédénique. — Adénopathie bi-inguinale, à ganglions multiples, durs et indolents. — Traitement mercuriel.

Accidents consécutifs, 14 juillet : *Syphilide érythémateuse.*

8 août. La syphilide prend le caractère *papuleux;* adénopathie cervicale postérieure; douleurs rhumatoïdes.

13 septembre. *Plaques muqueuses* buccales.

D... (Marie), 22 ans. Lymphatique.
Première affection vénérienne.

État actuel, 27 mai : CHANCRE INDURÉ de la grande lèvre droite; ganglions indurés et indolents dans l'aine du côté correspondant. — Traitement mercuriel.

Accidents consécutifs, août : Plaques muqueuses de la vulve; adénopathie cervicale; alopécie.

—

Obs. 68. — D..., 20 ans. Constitution médiocre ; tempérament lymphatique.

Antécédents : blennorrhagie simple, en janvier 1856.

Ce jeune homme vivait avec la fille B... (Adélaïde) depuis six semaines, sans avoir eu de rapports avec d'autre femme, lorsqu'il fut affecté de chancres, vers le 12 octobre.

Pour traitement, cérat opiacé.

État actuel, 29 octobre : Deux chancres indurés de la rainure. — Pléiades inguinales spécifiques. — Traitement mercuriel.

Décembre : *Roséole ;* adénopathie cervicale postérieure.

B... (Adélaïde), 20 ans. Lymphatique.

Aucun antécédent vénérien.

État actuel, 25 octobre : Chancre parcheminé de la grande lèvre gauche, datant de quinze à vingt jours, au dire de la malade. — Adénopathie inguinale gauche, à ganglions durs, multiples et indolents. — Traitement mercuriel.

Accidents consécutifs, novembre : *Roséole ;* angine érythémateuse ; courbature ; adénopathie cervicale et mastoïdienne.

Décembre : *Plaques muqueuses* amygdaliennes.

—

Obs. 69. — L..., 25 ans. Constitution robuste.

Antécédents : blennorrhagie en 1853.

Ce jeune homme vivait avec la fille F... depuis huit mois, sans avoir de rapports avec d'autres femmes, lorsqu'il fut affecté d'un chancre en juillet 1856.

État actuel, 8 juillet : Chancre induré du prépuce. — Adénopathie bi-inguinale spécifique. — Traitement mercuriel.

Accidents consécutifs, novembre : *Roséole papuleuse.*

Décembre : *Syphilide ecthymateuse* des membres inférieurs.

F... (Cécile), 19 ans. Chlorotique.

Premier accident vénérien.

État actuel, 16 juillet : Chancre induré de la grande lèvre gauche, datant de trois à quatre semaines. — Adénopathie inguinale spécifique, bien caractérisée.

Accidents consécutifs, août : *Roséole.*

Octobre : *Syphilide polymorphe,* papuleuse sur l'abdomen, pustuleuse sur les membres inférieurs.

—

Obs. 70. — L..., 24 ans. Constitution moyenne; tempérament lymphatique.

Antécédents : Blennorrhagie en 1849.

Chancre induré contracté en janvier 1856; pléiades inguinales spécifiques.

Accidents consécutifs : En mars, *roséole;* angine; céphalée; éruption croûteuse du cuir chevelu. — Adénopathie cervicale.

En juin : *Plaques muqueuses* anales.

En juillet : Rétraction du biceps; — plaques muqueuses buccales et amygdaliennes.

En septembre : *Psoriasis plantaire et palmaire.*

L... tenait ce chancre d'une fille publique; il le transmit à sa maîtresse, sur laquelle j'ai suivi dès le début le développement de la maladie. (Cette malade affirmait, de la façon la plus formelle, qu'elle n'avait eu de rapports qu'avec son amant depuis deux années.)

Janvier 1856 : Chancre parcheminé de la grande lèvre gauche ; adénopathie inguinale gauche spécifique. — Traitement mercuriel.

Accidents consécutifs : En juin, *syphilide papuleuse* discrète; éruption croûteuse du cuir chevelu ; — adénopathie cervicale.

En août : Récidive de la *syphilide papuleuse,* qui, cette fois, prend une forme confluente; *syphilide papulo-squameuse* de la face; *papules muqueuses* anales. — Angine.

En octobre, *plaques muqueuses* gutturales. — Iritis.

—

Obs. 74*. — V... (Denise), 19 ans. Constitution très forte. — Tempérament sanguin. — Entrée à Saint-Lazare le 4 septembre.

Aucun antécédent vénérien.

État actuel, 4 septembre : Chancre induré des caroncules, en voie de cicatrisation. Au dire de la malade, l'origine de ce chancre daterait de plusieurs semaines. — Adénopathie bi-inguinale multiple, dure et indolente.

Accidents consécutifs, 19 septembre : *Papules muqueuses* des lèvres et de la gorge.

30 septembre. Adénopathie cervicale; alopécie.

M..., 27 ans. Constitution athlétique. — Tempérament sanguin.

Aucun antécédent vénérien.

Rapports dans le courant du mois d'août (du 10 au 15) avec la fille V... (Denise). (Coït antérieur remontant à cinq semaines environ). —

Développement de deux chancres sur la verge, à quelques jours d'intervalle du dernier coït.

État actuel, 5 septembre : Deux CHANCRES INDURÉS, l'un sur le frein, l'autre sur le prépuce. — Adénopathie bi-inguinale, à ganglions multiples et indolents. — Lymphangite dorsale indurée.

Accidents consécutifs, 30 septembre : *Roséole* érythémateuse.

5 décembre. *Plaques muqueuses* gutturales, confluentes; angine. — Balano-posthite secondaire. — Adénopathie bi-cervicale postérieure; croûtes du cuir chevelu.

Mai 1857. *Papules muqueuses de l'anus.*

—

OBS. 72. — J..., 20 ans. Constitution robuste. — Pas d'antécédent vénérien.

Chancre contracté en février 1856, avec une fille publique, traité par M. Ricord pour un CHANCRE INDURÉ. — Adénopathie inguinale spécifique.

Dans les mois suivants, *syphilide polymorphe*, papulo-pustuleuse; psoriasis palmaire et plantaire; *plaques muqueuses* gutturales; ganglions cervicaux.

Ce jeune homme s'abstint en février de tout rapport avec sa maîtresse habituelle, mais en mars, il lui communiqua un chancre siégeant sur la lèvre inférieure, ligne médiane. (Rapports *ab ore* avoués par l'un et l'autre malade.) — Ce chancre S'INDURA; survint un bubon sous-maxillaire dur et indolent; puis, malgré le traitement mercuriel, éclatèrent quelques mois après des accidents constitutionnels : *syphilide polymorphe*, impétigineuse sur la face, ecthymateuse sur les bras; syphilide palmaire; *plaques muqueuses* de la gorge et du voile du palais; alopécie; adénopathie cervicale.

(Comm. par M. le docteur CALVO.)

—

OBS. 73. — (V. obs. 35, première contagion.)

—

OBS. 74. — Une jeune femme, vierge jusqu'alors de tout antécédent vénérien, portait deux CHANCRES INDURÉS des commissures labiales, et de plus une double adénopathie sous-maxillaire indolente. — L'individu, de qui elle tenait cette contagion, était affecté d'un CHANCRE INDURÉ type de la verge, avec pléiades inguinales spécifiques.

(La honteuse origine de cette contagion était avouée de part et d'autre.)

Des accidents non équivoques de vérole constitutionnelle se déclarè-

sur ces deux malades (roséole; alopécie; ganglions cervicaux sur les deux malades; papules muqueuses sur la femme).

(Comm. par M. le docteur Morpain.)

—

Obs. 75. — Une jeune femme entre à Lourcine, ne présentant qu'une *vaginite* simple. — Deux mois environ après son admission, se manifeste tout à coup une *roséole* spécifique. Très surpris, M. Cullerier examine de nouveau la vulve avec le plus grand soin, et ne trouve pas de trace de chancre; dans les régions inguinales, pas le moindre ganglion accusateur. — Une investigation minutieuse montre comme origine de l'infection un CHANCRE INDURÉ DU DOIGT MÉDIUS, accompagné d'une adénopathie axillaire, à ganglions durs et indolents.

Cette malade avoua qu'elle tenait la contagion de sa voisine d'hôpital, laquelle portait à la vulve un CHANCRE INDURÉ, origine d'une syphilis constitutionnelle des mieux accusées.

(Comm. par M. Cullerier.)

—

Obs. 76. — Une jeune femme était traitée par M. Ricord pour un CHANCRE INDURÉ de la vulve. — Privée de son amant qu'elle avait rendu malade, elle fit servir à ses plaisirs une fille de 16 ans, encore vierge. Cette dernière contracta un CHANCRE DU DOIGT MÉDIUS, lequel reposait sur une base extrêmement dure, et s'accompagnait d'un bubon axillaire à ganglions durs et indolents.

Chez ces deux femmes, les accidents constitutionnels éclatèrent presque simultanément : *roséole; plaques muqueuses* vulvaires chez l'une, gutturales chez l'autre; adénopathie cervicale.

(Comm. par M. Ricord.)

[Les faits qui vont suivre n'offrant aucune particularité qui n'ait été signalée dans les observations précédentes, j'ai cru pouvoir les présenter sous une forme sommaire. J'ajouterai seulement que les conditions relatives à la filiation des accidents y ont été aussi scrupuleusement observées que dans les exemples cités jusqu'ici.]

Accidents constatés sur le malade infecté.	*Accidents constatés sur la femme qui a transmis la contagion.*
Obs. 77. — Chancres indurés de	Chancre induré de la fourchette;

la rainure glando-préputiale. — Pléiades inguinales.

Syphilide papuleuse. — Plaques muqueuses. — Alopécie; croûtes du cuir chevelu. — Adénopathie cervicale postérieure.

chancre du col utérin. — Adénopathie inguinale spécifique.

Syphilide érythémato-papuleuse. — Papules muqueuses anales et vulvaires.

—

Obs. 78. — Chancre induré du gland.—Pléiades inguinales.

Roséole. — Plaques muqueuses de la lèvre. — Psoriasis cerclé du front, des aisselles et des coudes. — Plaques muqueuses labiales et linguales. — Adénopathie cervicale postérieure, sus-hyoïdienne et sous-maxillaire.

Chancre induré de la vulve. — Adénopathie inguinale multiple, dure, indolente.

Roséole. — Plaques muqueuses de la vulve et des amygdales. — Adénopathie cervicale postérieure.

—

Obs. 79. — Chancre induré. — Adénopathie bi-inguin. spécifique.
Roséole.

Chancre induré. — Adénopathie inguinale spécifique.
Plaques muqueuses. — Alopécie.

—

Obs. 80. — Chancre induré du méat; chancre parcheminé du prépuce. — Pléiades inguinales très accusées.
Roséole. — Alopécie. — Adénopathie mastoïdienne.

Chancre induré de la grande lèvre gauche. — Ganglions multiples et indolents dans l'aine gauche.

Roséole érythémateuse; plaques muqueuses de la vulve; angine, ulcérations des amygdales; céphalée nocturne. — Adénopathie cervicale droite (1).

—

Obs. 81*. — Chancre induré du frein.—Adénopathie inguinale multiple et indolente.

Chancre induré de la grande lèvre gauche. — Adénopathie inguinale gauche, spécifique.

(1) La femme qui fait le sujet de cette observation tenait la contagion d'un soldat qui fut traité au Val-de-Grâce pour un chancre et des accidents constitutionnels. Mais je n'ai pu obtenir sur ce dernier malade de renseignements complets et satisfaisants.

Courbature; céphalée nocturne. Roséole. — Plaques muqueuses de la gorge et de la langue. — Ganglions cervicaux.

Plaques muqueuses du voile du palais, des amygdales, de la langue. — Alopécie; ganglions cervicaux.

—

Obs. 82*. — Chancre induré du prépuce. — Adénopathie bi-inguinale, multiple, dure, indolente.

Syphilide pustulo-crustacée; ulcérations scrotales; syphilide polymorphe, impétigineuse sur le front et le cuir chevelu, papulo-squameuse sur les bras, ecthymateuse sur les jambes. — Adénopathie cervicale et mastoïdienne.

Chancres indurés de la vulve.— Adénopathie bi-inguinale, multiple, dure, indolente.

Plaques muqueuses confluentes de l'anus, des grandes et des petites lèvres. — Corona Veneris. — Ganglions mastoïdiens.

—

Obs. 83*. — Chancre induré de la rainure; chancre induré du gland. — Pléiades inguinales spécifiques.

Roséole. — Plaques muqueuses anales. Ganglions cervicaux.

Chancre induré de la vulve. — Adénopathie inguinale spécifique.

Roséole. — Plaques muqueuses vulvaires. — Rhagades de l'anus.

—

Obs. 84. — (*Premier malade infecté.*) — Chancre induré de la rainure; pléiades inguinales très accusées.

Roséole. — Plaques muqueuses scrotales. — Alopécie; éruption croûteuse du cuir chevelu; adénopathie cervicale postérieure.

(*Deuxième sujet infecté.*)Chancre parcheminé du prépuce, à gauche. — Adénopathie inguinale gauche, spécifique.

Roséole. — Ganglions cervicaux.

Chancre induré de la vulve. — Adénopathie inguinale à ganglions multiples et indolents.

Roséole. — Plaques muqueuses vulvaires. — Ganglions cervicaux.

—

Obs. 85. — Chancre *urétral* induré. (Induration ligneuse.)—Adénopathie bi-inguinale multiple, dure et indolente.

Chancres indurés de la vulve.— Pléiades inguinales.

Roséole. — Alopécie. — Éruption croûteuse du cuir chevelu. — Ganglions cervicaux.

Roséole. — Syphilide papulo-squameuse. Ganglions cervicaux.

—

Obs. 86. — Chancre induré de la rainure ; adénopathie inguinale indolente, à tendance strumeuse.

Roséole. — Éruption croûteuse du cuir chevelu. — Ganglions cervicaux. — Alopécie ; céphalée.

Chancre induré de la grande lèvre gauche. — Adénopathie inguinale gauche, spécifique.

Plaques muqueuses anales et vulvaires. — Alopécie ; adénopathie cervicale postérieure.

—

Obs. 87. — Double chancre induré du prépuce. — Pléiades inguinales spécifiques.

Syphilide polymorphe, papulo-squameuse sur les bras, squameuse sur la face. — Érythème guttural ; angine ; plaques muqueuses labiales. — Alopécie considérable ; sur le crâne quelques endroits complétement dénudés. — Adénopathie cervicale postérieure.

Chancre induré de la vulve. — Adénopathie inguinale droite, faiblement accusée.

Plaques muqueuses vulvaires; ulcérations du col. — Alopécie. — Syphilide ecthymateuse.

—

Obs. 88. — Double chancre parcheminé du prépuce. — Pléiades inguinales.

Roséole ; adénopathie cervicale et mastoïdienne. — Plaques muqueuses du scrotum, des lèvres et des amygdales. — Alopécie.

Chancre induré de la fourchette. — Adénopathie inguinale faiblement accusée.

Roséole. — Plaques muqueuses vulvaires. — Alopécie. — Ganglions cervicaux.

—

Obs. 89. — Chancre induré du prépuce. — Pléiades inguinales.

Roséole ; adénopathie cervicale ; éruption croûteuse du cuir chevelu ; alopécie ; érythème guttural.

Deux chancres indurés très étendus sur les grandes lèvres. Pléiades inguinales.

Roséole ; — érythème guttural ; croûtes du cuir chevelu.

(Comm. par M. Ricord.)

—

Obs. 90. — Chancre induré de la

Chancre parcheminé de la face

rainure. (Indur. énorme, ligneuse.) — Pléiades inguinales.

Roséole.

interne de la petite lèvre droite et de l'entrée du vagin. (Induration extrêmement légère, à peine sensible.) — Un ganglion dur et indolent dans l'aine droite.

Roséole. — Plaques muqueuses vulvaires et anales.

—

OBS. 91. — Chancre induré du prépuce. — Pléiades inguinales.

Plaques muqueuses gutturales. — Balano-posthite secondaire.

Chancre parcheminé de la vulve. — Adénopathie inguinale.

Plaques muqueuses vulvaires. — Adénopathie cervicale postérieure.

—

OBS. 92. — Chancre parcheminé du fourreau; chancre induré de la rainure. — Pléiades inguinales.

Roséole.

Chancre induré de la fourchette. — Pléiades inguinales.

Roséole.

—

OBS. 93. — Chancre induré du gland. — Lymphangite dorsale indurée. Adénopathie inguinale spécifique.

Plaques muqueuses labiales et gutturales.

Chancre induré de la grande lèvre gauche; chancre parcheminé de la petite lèvre droite. — Adénopathie bi-inguinale.

Syphilide érythémateuse.

II

OBS. 94. — SIX INDIVIDUS CONTAGIONNÉS PAR LA MÊME FEMME. MÊME FORME D'ACCIDENT PRIMITIF ET INFECTION CONSTITUTIONNELLE CHEZ CES DIFFÉRENTS SUJETS.

Dans le cours de quelques mois, nous avons admis à l'hôpital du Midi, pour des chancres indurés suivis d'accidents de syphilis constitutionnelle, *huit* individus qui disaient tenir l'infection de la même femme. — De ces huit malades, il en est *six* seulement sur lesquels l'*origine* de la contagion ne pouvait être mise en doute, comme on le verra dans le courant de cette observation. Les deux autres ont dû être exclus, et je n'en dirai qu'un mot, en terminant.

Quant à la femme, dont l'histoire aurait complété cette intéressante observation, j'ai le regret de dire qu'elle nous a échappé, malgré d'actives recherches et malgré les démarches de mon collègue de St-Lazare près des médecins du Dispensaire.

Voici seulement ce qu'il m'a été permis de constater sur nos malades du Midi :

I. — D... Henri, 18 ans. — Tempérament lymphatique. — Constitution faible.

Aucun antécédent vénérien.

Rapport avec la fille Blanche à la date du 20 juin environ *(Coït antérieur remontant à un an. — Pas de coït consécutif.)*

Double chancre apparu quelques jours après. — Pour traitement, simples lotions émollientes.

État actuel, 12 août : DOUBLE CHANCRE INDURÉ de la rainure glandopréputiale, inférieurement. — Adénopathie bi-inguinale, multiple, dure et indolente, bien caractérisée dans les deux aines.

Traitement mercuriel continué pendant deux mois, sans accident. — Le malade quitte l'hôpital, et nous ne le revoyons plus qu'à la consultation, où nous constatons :

Le 27 octobre : *Roséole érythémateuse* confluente. — *Plaques muqueuses* des amygdales. — Papule muqueuse développée sur la base de l'un des chancres ; balano-posthite secondaire.— Adénopathie cervicale.

Le 17 novembre, plaques muqueuses buccales. — Céphalée.

Et enfin, le 1er décembre, plaques muqueuses du prépuce et du gland.

II. — F... François, 30 ans. Constitution robuste.

Deux blennorrhagies antérieures, la dernière il y a deux ans. — Nul accident consécutif.

Rapport avec la fille Blanche dans les derniers jours de juin. *(Coït antérieur remontant à six semaines. — Pas de coït consécutif.)*

Apparition d'un chancre sur le prépuce dans les premiers jours de juillet. — Pas de traitement.

État actuel, 15 juillet : CHANCRE INDURÉ de la face muqueuse du prépuce. — Adénopathie bi-inguinale, multiple, dure et indolente, très caractérisée. — Traitement mercuriel.

Puis, 27 août : *Roséole papuleuse*, dont le début remonterait à trois jours, au dire du malade.

15 octobre, *plaques muqueuses* buccales.

III. — G... Léon, 20 ans. — Sujet lymphatique. — Constitution faible.

Aucun antécédent vénérien.

Rapport avec la fille Blanche dans la seconde moitié de juin. *(Coït antérieur remontant à quatre semaines au moins. — Pas de coït consécutif.)*

Chancre reconnu quelques jours après le coït infectant, et traité presque immédiatement par M. Cullerier, à la consultation du Midi, pour un *chancre induré.*

En août, je constate : CHANCRE INDURÉ de la rainure glando-préputiale, à gauche. — Adénopathie inguinale gauche, multiple, dure et indolente.

En septembre : *Roséole érythémateuse.* — Adénopathie cervicale.

IV. — M... Jacques, 27 ans. — Sujet sanguin et robuste.
Aucun antécédent vénérien.

Rapport avec la fille Blanche dans le courant de juin. *(Coït antérieur remontant à cinq mois. — Pas de coït consécutif.)*

Chancre reconnu à quelques jours d'intervalle du coït infectant. — Pas de traitement.

20 août : CHANCRE PARCHEMINÉ de la face muqueuse du prépuce. — Lymphangite dorsale indurée. — Adénopathie bi-inguinale multiple, dure, indolente.

Traitement mercuriel continué sans accident jusqu'au mois d'octobre.

En décembre, *plaques muqueuses buccales.* — Éruption croûteuse du cuir chevelu. — Céphalée datant de quelques semaines.

V. — G... Nicolas, 24 ans. — Sujet lymphatique. — Constitution moyenne. — Aucun antécédent vénérien.

Rapport en juin avec la fille Blanche. — *(Coït antérieur remontant à deux mois. — Pas de coït consécutif.)*

Cinq jours après le coït infectant, tuméfaction du prépuce ; production d'un phimosis œdémateux, avec écoulement purulent très abondant.

Pour traitement, quelques injections astringentes entre le gland et le prépuce. — Le malade ne parvint à découvrir le gland que quatre à cinq semaines après le début de ces accidents.

État actuel, 4 août : *Double chancre induré* du prépuce, à gauche. — Adénopathie inguinale gauche, dure et indolente.

Traitement : Charpie sèche. — Liqueur de Van-Swiéten.

En septembre, *roséole* légère. — Éruption croûteuse du cuir chevelu.

En décembre, *plaques muqueuses labiales.*

(Obs. comm. par M. JOSEPH, interne du Midi.)

VI. — C... Pierre, 31 ans. — Tempérament bilieux. — Constitution médiocre. — Aucun antécédent vénérien.

Rapport en juin avec la fille Blanche. — (*Coït antérieur remontant à un mois au moins. — Pas de coït consécutif.*)

Chancre apparu quelques jours après le coït infectant, et traité à l'aide de quelques pommades.

Août.—Large CHANCRE INDURÉ du frein. —Adénopathie bi-inguinale multiple, dure et indolente, extraordinairement caractérisée.

Traitement mercuriel, très irrégulièrement suivi.

Puis, en octobre et novembre : *Syphilide papulo-squameuse* du tronc. —*Psoriasis* palmaire et plantaire. — *Syphilide impétigineuse* du menton, du nez et du cuir chevelu. — *Plaques muqueuses* confluentes des amygdales. —- Adénopathie cervicale postérieure ; — mastoïdienne ; — sus-hyoïdienne. — *Céphalée.*

Deux autres malades du Midi, qui avaient eu des rapports avec la fille Blanche, présentèrent également des chancres indurés, suivis de syphilis constitutionnelle. Mais ces deux malades avaient eu des rapports avec d'autres femmes, l'un dix jours et l'autre douze jours avant le coït *réputé* infectant, en sorte que l'origine de la contagion *pouvait* rester douteuse. — Je ne citerai donc pas ces observations, parce qu'elles ne sauraient rigoureusement entrer en ligne de compte pour la solution du problème actuel, la *contagion du chancre.*

OBS. 95. — TRIPLE CONTAGION DE CHANCRES INDURÉS. — DIX-NEUF CHANCRES INDURÉS SUR LE MÊME SUJET.

M... (Louis), âgé de 19 ans. Entré à l'hôpital du Midi le 8 juillet 1856.

Constitution robuste. Tendance à la pléthore.

Aucun antécédent venérien.

A la date du 14 ou du 15 juin, ce jeune homme eut un seul rapport avec la fille Adèle C.... — Coït antérieur remontant *au moins* à six semaines. — Pas de coït consécutif.

Quatre ou cinq jours après, c'est-à-dire vers le 19 juin, apparition d'un *écoulement urétral* qui ne tarde pas à augmenter dans les jours suivants. Presque à la même époque, développement de nombreux «boutons» sur le gland, le prépuce, le fourreau de la verge et la face antérieure des bourses. Ces boutons, au dire du malade, s'élargirent beaucoup, en se recouvrant de croûtes.

Le malade fut soumis, en ville, à l'usage du cubèbe et à l'emploi d'injections au sulfate de fer.

Le 8 juillet, il se décida à entrer à l'hôpital.

94

État actuel : Blennorrhagie. Ecoulement abondant de coloration blanc-jaunâtre.

Chancres multiples de la verge et du scrotum, distribués comme il suit :

1° *Chancre parcheminé du gland.* Ulcération superficielle.

2° *Chancre induré de la rainure glando-préputiale.* Ulcération superficielle ; induration cartilagineuse, *hémi-sphérique,* s'enfonçant très profondément dans les tissus sous-jacents.

3° *Six chancres sur le prépuce* (deux sur la face muqueuse ; quatre sur la face cutanée). Ces chancres offrent tous l'induration parcheminée d'une façon très nette, très facilement appréciable. Ceux qui siégent sur la face cutanée sont recouverts d'une croûte d'un gris-jaunâtre, peu épaisse, et que l'on peut détacher avec l'ongle. (Forme ecthymateuse ; ecthymas primitifs.)

4° *Sur le fourreau de la verge, six chancres* semblables, à base parcheminée, de forme ecthymateuse. (Ces chancres offrent, pour la plupart, l'étendue d'une pièce de 20 centimes ; un seul présente la largeur d'une pièce d'un franc.)

5° *Sur la face antérieure du scrotum* et spécialement du côté gauche, *cinq chancres, à base indurée;* ulcérations généralement superficielles ; absence de croûtes.

En tout, DIX-NEUF CHANCRES indurés.

Adénopathie bi-inguinale, multiple, dure, indolente. Le bubon est surtout très caractérisé à gauche.

Lymphangite dorsale de la verge, indurée, indolente.

Traitement : Cubèbe, 30 grammes. — Une pilule de 5 cent. de proto-iodure d'hydrargyre. — Pansement des chancres avec charpie imbibée de vin aromatique. — Tisane amère.

Dans les jours suivants, chute des croûtes qui recouvraient les chancres de forme ecthymateuse.

Le 21, quelques-uns des chancres sont en voie de cicatrisation — Écoulement urétral séreux. — Même adénopathie.

Traitement : 2 pilules de proto-iodure. — Cubèbe, 15 grammes.

Le 28, guérison de l'écoulement. On supprime le cubèbe — La plupart des chancres sont cicatrisés.

11 août. Adénopathie bi-cervicale postérieure, naissante. — Quelques douleurs de tête, surtout vers le soir. — Même traitement.

18. Cicatrisation complète des chancres. Induration persistante des cicatrices.

22. Le malade veut quitter l'hôpital. — L'induration persiste encore

d'une façon très appréciable sur les cicatrices du fourreau, du scrotum et du prépuce. Induration cartilagineuse de la rainure.

Adénopathie bi-cervicale postérieure très accusée.

Ce malade revint consulter M. Ricord dans les mois suivants. Il n'avait continué son traitement que pendant quelques semaines. Il présentait, à cette époque, des plaques muqueuses confluentes des lèvres, de la langue et du voile du palais.

Ce qui ajoute encore à l'intérêt de cette observation véritablement exceptionnelle par le nombre des chancres développés sur M..., c'est que nous avons pu comparer aux symptômes présentés par ce malade les accidents développés sur deux autres individus qui tenaient la contagion de la même fille.

Or, voici en quelques mots ce que l'on a constaté sur ces deux malades :

I. Q..., (Ferdinand), 21 ans. Tempérament lymphatique.
Aucun antécédent vénérien.
Rapports avec la fille Adèle C... dans la première semaine de juin. — (Coït antérieur remontant à trois semaines. — Pas de coït consécutif.)
Chancre développé dès les premiers jours de juin. Pas de traitement.
État actuel, 22 juillet : Un seul chancre, à base indurée, développé sur le sommet du gland à gauche et près du méat. Adénopathie bi-inguinale multiple, dure, indolente, très accusée dans l'aine gauche.
Puis, dans les mois qui suivent : Roséole ; éruption croûteuse du cuir chevelu ; adénopathie cervicale postérieure ; angine ; douleurs rhumatoïdes.

II. P... (Charles), 25 ans. Constitution robuste, tempérament sanguin.
Blennorrhagie simple en 1850.
Rapports avec la fille Adèle C... dans les derniers jours de mai. — Coït antérieur remontant à plusieurs mois. — Pas de coït consécutif.
Trois chancres développés à quelques jours d'intervalle du dernier coït. — Écoulement urétral apparu simultanément. — Pour tout traitement, cubèbe et injections.
État actuel, 28 juin : *Trois chancres infectants*, l'un situé sur le fourreau, de forme ecthymateuse, à base parcheminée ; un second sur le frein, à base fortement indurée ; le dernier dans l'urètre. (Induration spécifique de la moitié gauche du canal, au niveau de la fosse naviculaire. L'ulcération est assez profonde pour n'être pas aperçue par l'écartement forcé des lèvres du méat.)

Adénopathie bi-inguinale spécifique.

Dans les mois qui suivent, la série des accidents constitutionnels se développe : roséole papuleuse confluente ; ecthyma du front ; plaques muqueuses du scrotum ; éruption croûteuse du cuir chevelu ; adénopathie cervicale ; céphalée nocturne ; surdité de l'oreille droite, etc.

—

Obs. 96. — Deux malades du Midi tenaient la contagion d'une même femme (Eugénie D...) que je n'eus pas l'occasion de visiter immédiatement, mais sur laquelle mon collègue V. Poisson reconnut plus tard des accidents de syphilis constitutionnelle (syphilide papuleuse, plaques muqueuses de la vulve et des amygdales ; croûtes du cuir chevelu, alopécie ; adénopathie cervicale et mastoïdienne).

Voici les accidents que nous constatâmes sur ces deux malades.

D... (Lucien), 19 ans. Sujet débile, lymphatique.

Antécédents : Trois ou quatre blennorrhagies antérieures, la dernière en février 1856. — Nul accident consécutif.

Rapports avec la fille Eugénie D... dans le courant de septembre. (*Coït antérieur remontant à sept semaines. Pas de coït consécutif.*) Chancres reconnus à quelques jours d'intervalle. — Nul traitement.

État actuel 25 septembre : Trois CHANCRES INDURÉS de la rainure glando-préputiale. — Adénopathie bi-inguinale spécifique. — Traitement mercuriel.

Accidents consécutifs : *Roséole ; — plaques muqueuses* buccales ; adénopathie cervicale postérieure.

M... (Alexandre), 21 ans. — Constitution moyenne.
Pas d'antécédent vénérien.

Rapports avec la fille Eugénie D... dans les derniers jours de septembre. (*Coït antérieur de quatre semaines. Pas de coït consécutif*). — Chancre reconnu dès le 1er octobre. — Traitement mercuriel prescrit par M. Clerc, puis continué à la consultation du Midi par M. Cullerier.

État actuel, 26 octobre : CHANCRE INDURÉ de la rainure. Induration énorme, ligneuse. — Adénopathie bi-inguinale, très caractérisée.

Accidents consécutifs : *Roséole ; céphalée* violente ; alopécie ; adénopathie cervicale ; — janvier 1857, *plaques muqueuses* buccales.

—

Obs. 97. — Deux malades du Midi, tenant l'infection de la même femme, présentèrent les symptômes suivants :

C... (Louis), 28 ans, assez robuste, sans antécédent vénérien.

Rapports avec la fille Zélie R... pendant le mois de décembre. (Pas de rapports avec d'autres femmes depuis juillet.) — Chancres développés vers la fin d'octobre, quelques jours après le dernier coït.

Pour traitement, pansements à l'eau blanche et quelques pilules.

État actuel, 17 novembre : Trois CHANCRES PARCHEMINÉS du gland (ulcérations très superficielles); trois CHANCRES INDURÉS de la rainure glando-préputiale (induration très étendue). — Pléiades inguinales; lymphangite dorsale de la verge. — Traitement mercuriel.

Accidents consécutifs : *Roséole; syphilide papulo-squameuse* des bras; adénopathie cervicale postérieure.

N... (Jacques), 21 ans. — Sujet robuste.

Antécédents : Plusieurs ulcérations sur la verge en 1852. — Pas de traitement; nul accident consécutif.

Rapports dans la dernière semaine d'octobre avec la fille Zélie R... (Coït antérieur remontant à plusieurs mois; pas de coït consécutif.) — Chancres développés dès les premiers jours de novembre.

État actuel, en décembre : Quatre CHANCRES INDURÉS du prépuce. — Pléiades inguinales. — Traitement mercuriel, très mal observé par le malade.

Accidents consécutifs : *Syphilide papuleuse;* alopécie; adénopathie cervicale postérieure.

———

OBS. 98. — Deux amis eurent commerce avec la même femme à trois jours d'intervalle (du 10 au 13 septembre).

L'un d'eux, âgé de 27 ans, robuste et sanguin, sans antécédent vénérien, n'avait pas eu de rapports avec d'autre femme depuis trois mois; il contracta un CHANCRE INDURÉ, accompagné de pléiades inguinales et suivi d'accidents constitutionnels : *roséole, plaques muqueuses* confluentes des lèvres, de la langue, des amygdales, du voile du palais, du scrotum, etc. ; — alopécie presque complète; adénopathie cervicale postérieure. — Récidive des plaques muqueuses buccales, linguales et scrotales. — *Syphilide ecthymateuse.*

L'autre, âgé de 25 ans, lymphatique, également vierge de tout accident vénérien, et n'ayant pas vu de femme depuis sept semaines, contracta à la même époque deux CHANCRES INDURÉS, avec pléiades inguinales. — Le traitement mercuriel fut mieux observé par lui que par son camarade; aussi les accidents furent-ils plus discrets : roséole érythémateuse; quelques croûtes du cuir chevelu; adénopathie cervicale postérieure; angine.

Obs. 99. — Deux amis eurent commerce avec la même fille à quelques jours d'intervalle.

L'un d'eux, D... (Émile), 20 ans, sujet lymphatique, vivait avec cette fille depuis trois semaines, sans avoir eu de rapports avec d'autre femme depuis deux mois. — Aucun antécédent vénérien.

Apparition d'un chancre sur la verge dans les premiers jours d'octobre. — Nul traitement.

État actuel, 11 novembre : CHANCRE INDURÉ du prépuce. — Adénopathie bi-inguinale spécifique. — *Roséole* au début.

Le second (16 ans, lymphatique, sans antécédent vénérien), n'avait pas vu de femme depuis six semaines, lorsqu'il eut des rapports avec la maîtresse de son ami (fin de septembre).

Apparition presque immédiate d'un chancre sur le fourreau. Pas de traitement.

État actuel, 14 octobre : CHANCRE PARCHEMINÉ du fourreau ; — adénopathie bi-inguinale spécifique. — Traitement mercuriel.

Accidents consécutifs : *Syphilide papuleuse* du tronc ; *syphilide squameuse* des bras. — Adénopathie bi-cervicale postérieure ; alopécie.

—

Obs. 100. — C..., 34 ans. Sujet affaibli, tuberculeux,

Antécédents : Blennorrhagie en 1854.

Cet homme vivait depuis cinq à six semaines avec la fille Fl..., sans avoir de rapports avec d'autre femme, lorsqu'il fut affecté d'un chancre dans les premiers jours de septembre. — Pas de traitement.

État actuel, 14 octobre : CHANCRE INDURÉ du frein, à tendance phagédénique. — Pléiades inguinales très caractérisées. — Pansement à la solution ferrée. — Traitement mercuriel.

Accidents consécutifs, en décembre : *Roséole ;* — en janvier et mars 1857, *plaques muqueuses* de la bouche ; balano-posthite secondaire. — Adénopathie cervicale. — Angine.

P..., 23 ans, sujet très robuste.

Antécédents : Six blennorrhagies, la dernière en 1855. — Nul accident consécutif.

Rapports en septembre avec la fille Fl... (Coït antérieur remontant à trois mois.) — Chancre reconnu quelques jours après le dernier coït ; cautérisations ; pas de traitement interne.

État actuel, 14 novembre : CHANCRE INDURÉ du prépuce, en voie de réparation. — Pléiades inguinales. — *Roséole.* — Adénopathie cervicale.

Obs. 101. — La fille R... communiqua, en décembre 1855, à deux de nos malades, des CHANCRES INDURÉS suivis d'infection constitutionnelle (1).

La même fille, en juillet 1856, communiqua de nouveaux chancres (CHANCRES SIMPLES) à l'un des malades précédents et à un autre sujet.

Je n'ai pu visiter cette fille ; j'ai su seulement que, dans les premiers mois de l'année 1856, elle avait été traitée à Lourcine pour des accidents de vérole confirmée. — Mais il n'est pas moins intéressant de suivre les résultats de ces deux contagions sur les sujets qui les subirent.

B... (Justin), 21 ans ; sujet scrofuleux et débilité.

Antécédents : Blennorrhagie en 1855, dégénérée en suintement habituel, encore persistant.

Ce jeune homme vivait avec la fille R... depuis six semaines, *sans avoir eu de rapports avec d'autre femme,* lorsqu'il fut affecté d'un chancre dans les derniers jours de décembre.

Ce chancre fut traité, à la consultation du Midi, pour un CHANCRE INDURÉ ; il s'accompagnait d'une double adénopathie inguinale, à ganglions durs, indolents et volumineux.

Le traitement fut irrégulièrement suivi par le malade, sur lequel nous vîmes se développer tour à tour les accidents suivants : *Roséole ;* céphalée ; angine érythémateuse ; alopécie ; adénopathie cervicale postérieure ; — *syphilide papuleuse* du tronc et des bras ; — *syphilide ecthymateuse* des jambes ; céphalée violente ; — *syphilide de forme rupiale* sur les malléoles et sur la partie inférieure des jambes.

G... (Jules), 24 ans ; constitution moyenne ; tempérament lymphatique.

Aucun antécédent vénérien.

Rapports avec la fille R... dans l'avant-dernière semaine de décembre. (*Coït antérieur remontant à quatre semaines. Pas de coït consécutif.*)

Chancre développé vers la fin de décembre.

État actuel (janvier 1856) : CHANCRE INDURÉ de la rainure. Pléiade inguinale spécifique. — Traitement mercuriel.

Accidents consécutifs, en mars : *Roséole ;* plaques muqueuses buccales ; alopécie ; adénopathie cervicale postérieure.

---

(1) Un troisième sujet fut infecté par cette fille à la même époque. Je ne donne pas son observation parce que, quelque temps après avoir contracté ses chancres, il eut de nouveaux rapports avec une autre femme. — Il portait deux *chancres indurés* et présenta dans les mois suivants des symptômes de syphilis constitutionnelle (roséole, plaques muqueuses, etc.).

Ce jeune homme, qui avait continué à vivre avec la fille R..., *sans avoir de rapports avec d'autre femme,* prit un nouveau chancre *en juillet.* — Ce chancre, siégeant sur le frein, présenta l'aspect et la forme d'un CHANCRE SIMPLE type; sa base resta molle, absolument dépourvue de toute rénitence.

En décembre, nouvelle manifestation de la diathèse préexistante; *papules muqueuses;* ulcérations amygdaliennes.

A l'époque de cette seconde contagion (juillet 1856), un ami du malade précédent (B..., 23 ans, sujet robuste, sans antécédent vénérien) eut des rapports avec la même fille R... (*Coït antérieur remontant à deux mois et demi, pas de coït consécutif.*) — Plusieurs chancres développés à quelques jours d'intervalle. — Nul traitement.

État actuel (5 août) : Quatre CHANCRES SIMPLES, à *base molle,* de la rainure glando-préputiale et du prépuce. — *Adénite aiguë* de l'aine gauche.

Pansement au vin aromatique. — Cataplasmes.

Suppuration de l'adénite; la plaie inguinale prend le caractère chancreux; décollement de la peau sur une grande étendue.

Suivi jusqu'en mars 1857. — Aucun accident de syphilis.

SIXIÈME GROUPE.

TRANSMISSION DU CHANCRE INDURÉ SUR LES SUJETS SYPHILITIQUES, SOUS FORME D'UN CHANCRE A BASE MOLLE, ANALOGUE D'ASPECT AU CHANCRE SIMPLE.

Je laisse encore ici la parole à M. Ricord, qui, dans ses leçons cliniques de l'année 1856, a bien voulu présenter à ses auditeurs les observations de ce sixième groupe.

« Le chancre induré ne récidive pas : c'est là, Messieurs, ce qu'enseigne l'observation la plus rigoureuse.

Mais je prévois la question qui surgit en votre esprit. Que se produira-t-il dans le cas où un individu bien et dûment vérolé se trouvera au contact d'un chancre induré, dans les conditions favorables à la contagion ?

Nous pouvons invoquer ici deux ordres de faits pour résoudre ce problème : les faits d'inoculation artificielle et ceux de contagion physiologique.

Or, d'une part, l'inoculation a démontré que le chancre développé sur les sujets syphilitiques par l'insertion d'un pus recueilli sur un chancre induré, ne se présente jamais que sous l'aspect d'une ULCÉRATION PRIMITIVE A BASE MOLLE, *ulcération analogue au chancre simple, du moins pour ses caractères extérieurs.*

Jusqu'à ces derniers temps, l'on s'était borné aux résultats fournis par la lancette, préjugeant par voie d'analogie ceux que devait fournir la contagion. Mais aujourd'hui, des recherches récentes nous permettent d'aborder directement la question par ses deux faces. Examinons donc si les données qu'elles nous fournissent sont conformes à ce que nous avait appris l'inoculation.

Les difficultés inséparables de toutes les recherches sur la contagion augmentent encore et se multiplient par les exigences des questions doctrinales. Voyez, en effet, que de conditions réunies doivent présenter les observations qui peuvent servir à élucider le grave problème que nous étudions actuellement. Il ne s'agit plus seulement ici de rencontrer deux sujets qui tiennent la contagion l'un de l'autre : il faut, de plus, que ces deux sujets satisfassent à certaines *conditions* toutes particulières. Il faut que l'un d'eux, antérieurement à la contagion actuelle, ait éprouvé différents accidents de syphilis, et *cela d'une façon non équivoque;* que l'autre, au contraire, vierge de tout antécédent suspect, porte actuellement un chancre induré.

Aussi, Messieurs, est-il extrêmement rare de trouver un *couple infecté* qui se présente à l'observation avec cet ensemble de circonstances. Et comme les recherches sur la contagion, comme les confrontations des malades infectés l'un par l'autre sont de date toute récente, vous comprendrez facilement que la science soit encore pauvre sur ce point. Pour ma part, je n'ai jusqu'à ce jour que deux faits à vous citer, deux faits observés cette année même, et que MM. A. Fournier et Caby, attachés à cette question de la contagion du chancre, ont eu l'heureuse chance de rencontrer.

Voici ces deux observations :

L'un de mes anciens malades, que j'avais traité pendant plusieurs mois dans mon service, en 1843, pour un chancre induré suivi d'accidents constitutionnels (roséole, plaques muqueuses buccales ; adénopathie cervicale postérieure, alopécie, etc...), eut des rapports avec une fille publique dans le courant de mai 1856. Il y avait, au minimum, *deux mois* à cette époque que notre malade n'avait vu d'autre femme.

Quelques jours après le coït, deux chancres se manifestèrent sur le prépuce, l'un sur la face cutanée et l'autre sur la face muqueuse de cet organe.

Le malade ne fit pas de traitement dans les premiers jours. — Lorsqu'il se présenta à notre examen, les chancres dataient de dix jours environ. Ils présentaient la largeur d'une pièce de cinquante centimes; leur base était exempte de toute dureté; elle était même remarquablement souple, dépourvue de toute rénitence inflammatoire.

Les glandes de l'aine gauche étaient légèrement tuméfiées et douloureuses.

Le diagnostic ne fut douteux pour personne. Il s'agissait bien ici de *chancres simples, au moins pour les caractères extérieurs.* Ces chancres se cicatrisèrent sans accidents sous l'influence de quelques pansements au vin aromatique. L'adénite céda rapidement. — Aucune médication générale ne fut prescrite. Le malade, attentivement suivi, n'a présenté jusqu'à ce jour aucun accident nouveau de syphilis.

Pendant que nous guérissions notre malade au Midi, mon interne recherchait et trouvait la femme qui nous était indiquée comme origine de la contagion. Or, savez-vous ce qu'il constatait sur cette femme? Un *chancre induré* type de la grande lèvre, avec une induration énorme, chondroïde. Ce chancre, au dire de la malade, remontait déjà à plusieurs semaines. Il s'accompagnait d'une adénopathie spécifique des mieux caractérisées; il fut suivi d'accidents constitutionnels.

Voilà donc, en résumé, un sujet syphilitique qui reçoit un *chancre à base molle* d'une femme affectée d'un chancre induré;

voilà, en d'autres termes, une inoculation *physiologique* de chancre induré produisant un chancre mou sur un sujet préalablement vérolé.

Ce fait confirme, comme vous le voyez, ce que je vous disais, il y a quelques instants, des résultats de l'inoculation artificielle.

Passons à la seconde observation.

La fille L..., âgée de 17 ans, fut affectée en juin 1856 d'un *chancre induré*, qui s'accompagna d'une adénopathie inguinale à ganglions multiples, durs et indolents. Elle ne suivit que pendant quelques semaines le traitement mercuriel. En septembre, une *roséole* confluente lui couvrit le corps ; les cheveux commencèrent à tomber, et une double adénopathie cervicale se manifesta (1).

L'infection n'était donc pas douteuse de ce côté.

Or, dans les derniers jours de juin, l'un de mes anciens malades, que j'avais traité en 1842 pour un chancre infectant suivi d'accidents constitutionnels, eut des rapports avec cette fille L..., et contracta un double chancre de la verge, l'un sur le frein, l'autre sur le prépuce. Ces deux chancres restèrent *absolument dépourvus d'induration ;* leur base demeura souple. Les ganglions inguinaux ne furent point affectés, et, en l'absence de toute médication spécifique, aucun accident constitutionnel ne se manifesta.

Ce deuxième fait est l'analogue du précédent. C'est encore un chancre à base molle que produit sur un sujet vérolé la contagion d'un chancre induré (2).

(1) Cette malade a été observée à Saint-Lazare, dans le service de M. Delamorlière.

(2) En poursuivant mes recherches sur ce sujet, j'ai rencontré dans une thèse de Paris (1854) une très remarquable observation qui vient

Non seulement ces deux faits sont conformes entre eux et parlent dans le même sens; mais, de plus, ils s'accordent avec les données de l'expérimentation : en sorte que ces deux ordres de recherches, inoculation et confrontation des malades, aboutissent en définitive à des résultats, qui, se prêtant une confirmation réciproque, permettent d'établir d'une façon certaine la proposition suivante :

Le pus du chancre infectant ne produit sur un organisme préalablement infecté qu'un chancre à base molle, analogue d'aspect et de forme au chancre simple (1). »

non seulement s'ajouter aux deux faits précédents, mais encore fournir une confirmation nouvelle à la doctrine avancée par notre maître.

Voici le résumé de cette observation véritablement exceptionnelle :

Deux jeunes gens ont commerce le *même jour* avec une femme affectée de CHANCRE INDURÉ, et *chez laquelle se développèrent consécutivement des accidents de syhilis constitutionnelle.*

L'un d'eux se trouvait, à cette époque, *sous le coup d'une infection antérieure ;* c'était un sujet *syphilitique.* Il contracta avec cette femme un CHANCRE A BASE MOLLE, qui subit la déviation phagédénique.

Le second, *vierge de tout accident syphilitique antérieur,* prit un CHANCRE INDURÉ, lequel s'accompagna de pléiades ganglionnaires caractéristiques, et fut suivi des *accidents constitutionnels* de la syphilis.

Ce fait appartient à M. le docteur L. Maratray (de Nevers).

A. F.

(1) Extrait des *Leçons sur le chancre,* p. 165 et suiv.

VII

QUESTION DE LA CONTAGION DU CHANCRE PHAGÉDÉNIQUE.

Le phagédénisme est-il le produit du phagédénisme, au même titre, par exemple, que le chancre infectant naît d'un chancre d'espèce infectieuse?

Je n'ai eu qu'une seule fois l'occasion de remonter à la source d'un chancre de cette terrible forme. Mais ce seul fait, rigoureusement observé, suffit à démontrer que *le phagédénisme ne saurait dépendre, au moins d'une façon absolue, des conditions de son origine.*

S'il est possible, comme le dit Bell (1) et comme d'autres observateurs l'ont avancé, que cette variété de chancre soit *quelquefois*

(1) « Ces progrès rapides des chancres (à forme phagédénique) dépendent, en général, à ce que l'on croit, de la constitution particulière des malades ; néanmoins je soupçonne, d'après les faits suivants, que CES VARIÉTÉS SONT QUELQUEFOIS L'EFFET DU VIRUS. Les chancres de ce genre sont bien plus communs dans certains temps que dans d'autres, et *je les ai observés dans le même temps sur différents individus infectés par la même femme.* Il y a deux ans environ, j'ai rencontré beaucoup plus de ces chancres phagédéniques en trois ou quatre mois, que je n'en avais vu auparavant dans le cours de plusieurs années : *quatre malades les avaient gagnés de la même femme.* Chez tous, les chancres parurent de bonne heure ; ils firent des progrès extrêmement rapides ; trois ou quatre jours même après qu'ils se furent manifestés, il en résulta des hémorrhagies fort embarrassantes, et dans une petite ville où je fus appelé dernièrement pour une hémorrhagie de ce genre, le chirurgien ordinaire me dit que depuis peu de semaines il avait vu *trois malades attaqués des mêmes symptômes, également infectés par la même femme.* » — (*Traité de la gonorrhée virulente et de la maladie vénérienne*, trad. de Bosquillon, tome II, section II, § 2, *Des chancres.*)

l'effet d'un *virus* particulier , c'est-à-dire si le caractère phagédénique d'une ulcération peut être déterminé par la nature et la forme de l'ulcération qui lui sert d'ascendant, il est au moins également vrai que le phagédénisme est souvent — le plus souvent — produit par des influences étrangères à la source dont il dérive.

C'est ce que démontre le fait suivant :

Obs. 104. — F..., 32 ans. — Constitution robuste, tempérament bilieux.

Antécédents : Blennorrhagie en 1852. — Seconde blennorrhagie en 1854. — En janvier 1856, *chancres simples,* traités par moi à la consultation du Midi. Ces chancres, qui *avaient pris un certain accroissement,* cédèrent à des pansements faits avec la solution de tartrate ferrico-potassique. — Pas de traitement interne. — Aucun accident dans les mois suivants.

F... vivait avec la fille C... depuis deux mois et demi, sans avoir de rapports avec d'autre femme, lorsqu'il fut affecté de nouveaux chancres dans le courant de mai 1856. — Il vint seulement au Midi le 1er juin, époque à laquelle nous constatâmes l'état suivant :

Double chancre induré de la rainure glando-préputiale et de la face muqueuse du prépuce.

Adénopathie bi-inguinale, à ganglions multiples, durs et indolents.

Traitement : 1 pilule de proto-iodure (5 centig.) ; pansement au vin aromatique.

Dans les semaines qui suivirent, accroissement continu des deux chancres, qui ne tardent pas à se réunir pour ne former qu'une large ulcération demi-circulaire. — Bains ; fomentations émollientes ; pansements à la solution ferrico-potassique.

Extension rapide des deux chancres : l'ulcération qu'ils constituent envahit le gland et le prépuce ; elle résiste, tant en ville qu'à l'hôpital, à une série de médications. — Destruction d'une grande partie du prépuce ; excavation profonde creusée dans la rainure glando-préputiale ; gland horriblement mutilé, et comme crénelé sur sa circonférence à demi-détruite. — Cicatrisation définitive en octobre.

Accidents constitutionnels : En octobre, syphilide impétigineuse de la face. — Chute des cheveux ; adénopathie cervicale postérieure. — Céphalée très violente, nocturne. — Douleurs rhumatismales, etc,

Je visitai avec le plus grand soin la femme C... dont le malade tenait la contagion (21 ans, constitution assez forte et cependant tempérament lymphatique bien accusé). — Voici ce que je constatai sur elle :

État actuel, 5 juin : *Chancre induré* type sur la grande lèvre droite, de la largeur d'une pièce de 20 centimes, superficiel, rosé.

L'apparition de ce chancre remonterait à plusieurs semaines, époque à laquelle la malade aurait eu des rapports avec un homme qu'elle a su depuis être affecté de syphilis.

Adénopathie inguinale droite, à ganglions multiples durs et indolents.

Je prescrivis le traitement mercuriel et fis panser le chancre avec un tamponnet d'ouate imbibée de vin aromatique. — *En quelques semaines, sans autre traitement, l'ulcération fut cicatrisée.* A aucune époque de son existence, ce chancre ne présenta de tendance à s'élargir et à prendre la forme phagédénique.

La malade suivit irrégulièrement son traitement, et je constatai sur elle, dans l'espace de quelques mois, des accidents constitutionnels multiples, à savoir : roséole érythémateuse ; plaques muqueuses labiales ; alopécie ; croûtes du cuir chevelu ; adénopathie bi-cervicale postérieure ; angine ; plaques muqueuses du voile du palais et des amygdales ; iritis syphilitique, etc.

Voilà donc un exemple de *chancre phagédénique reconnaissant pour origine un chancre qui suit régulièrement ses périodes, se limite à une très petite étendue et se cicatrise sans accident en quelques semaines.*

En résumé, le phagédénisme ne saurait être considéré, je crois, comme une *variété* particulière du chancre, naissant d'un chancre semblable et se reproduisant dans son espèce. Ce n'est qu'une *complication*, qu'un *accident* du chancre en général ou de toute autre variété d'ulcération, spécifique ou vulgaire.

Les causes qui président au phagédénisme paraissent donc devoir être rapportées moins à des *influences de transmission qu'à certaines conditions, d'ailleurs très variées, particulières aux individus sur lesquels il se développe.*

TABLE DES MATIÈRES.

I

II. — Observations.

Paris.—Typographie FÉLIX MALTESTE et Cᵉ, rue des Deux-Portes-St-Sauveur, 22.

9 782013 551182